薬膳と中医学

孝 美 良 忻
教 由 再
德 井 成
三 張
郭
共著

建帛社
KENPAKUSHA

❖ 薬膳食材一覧 ❖

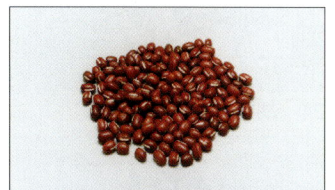
1　赤小豆（アズキ）

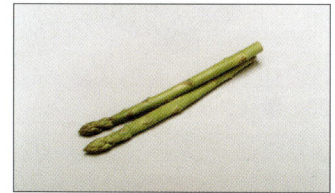
2　芦笋（アスパラガス）

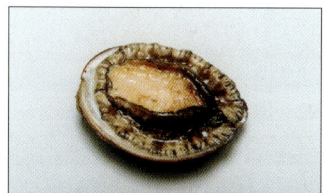
3　鮑魚（アワビ）

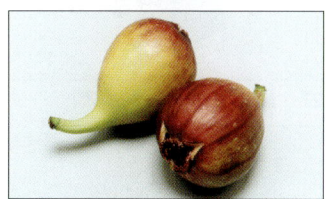
4　无花果（イチジク）

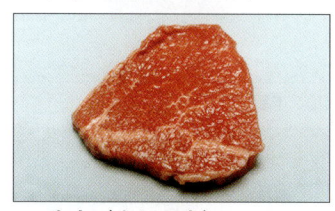
5　牛肉（ウシの肉）

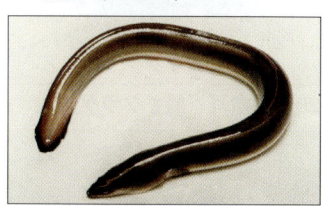
6　鰻魚（ウナギ）

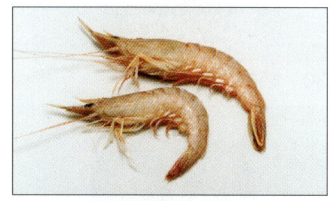
7　海虾（ウミのエビ）

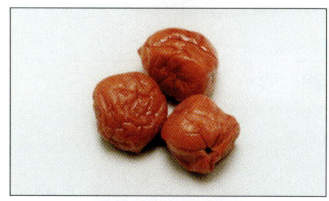
8　梅（ウメ）

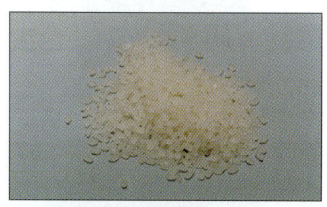
9　粳米（ウルチ米）

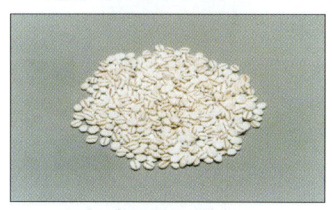
10　大麦（オオムギ）

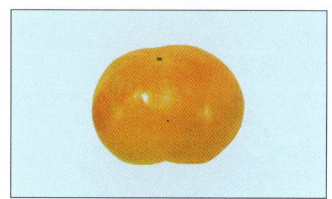
11　柿子（カキ）＊

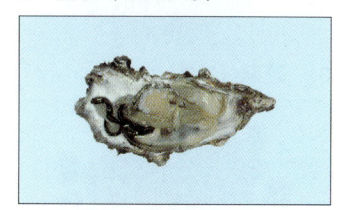
12　牡蛎（カキ）＊

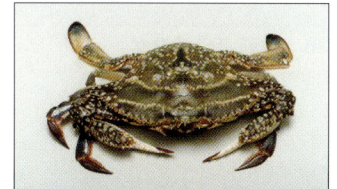
13　螃蟹（カニ）

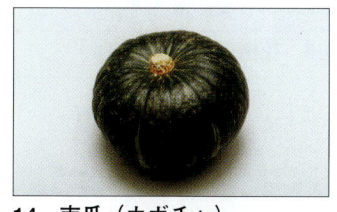
14　南瓜（カボチャ）

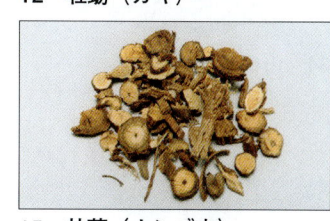
15　甘草（カンゾウ）

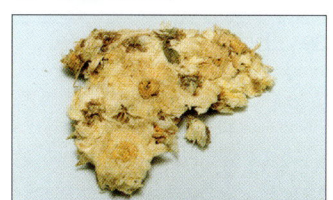
16　菊花（キクの花）

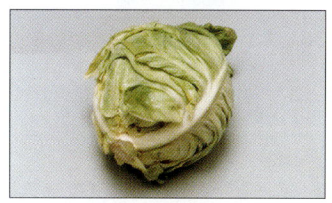
17　包心菜（キャベツ）

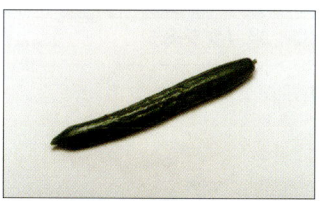
18　黄瓜（キュウリ）

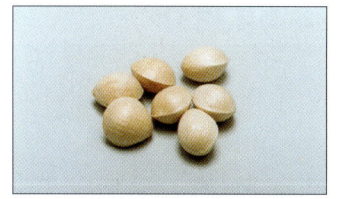
19　白果（ギンナン）

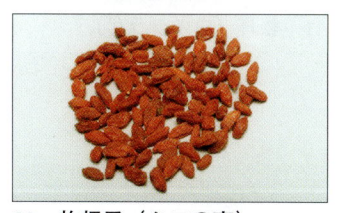
20　枸杞子（クコの実）

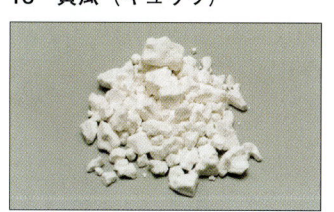
21　葛根（クズの根）

薬膳食材一覧

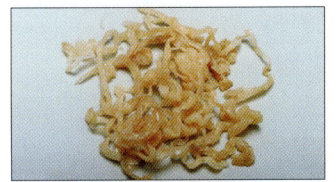
22 海蜇（クラゲ）

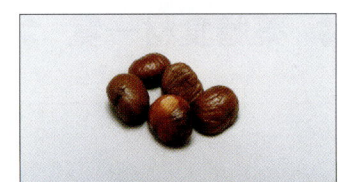
23 栗（クリ）

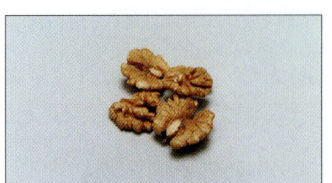
24 胡桃仁（クルミ）

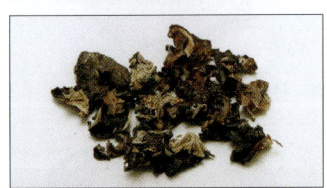
25 黒木耳（黒キクラゲ）

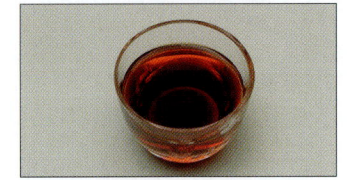
26 醋（クロズ）

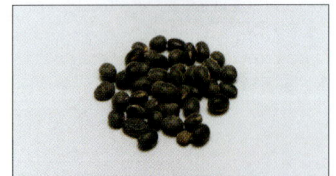
27 黒大豆（クロダイズ）

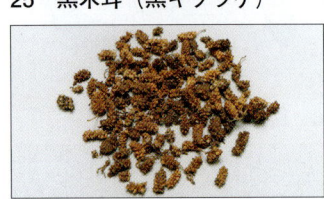
28 桑椹（クワの実）

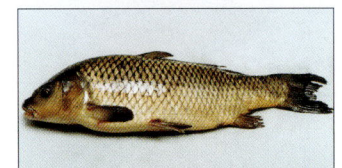
29 鯉魚（コイ）

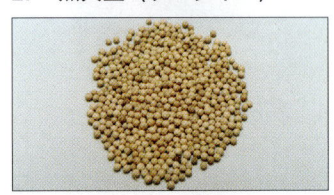
30 胡椒（コショウ）

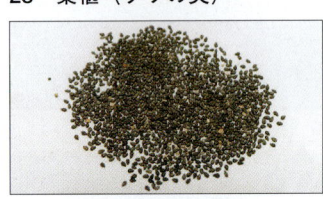
31 芝麻（ゴマ）

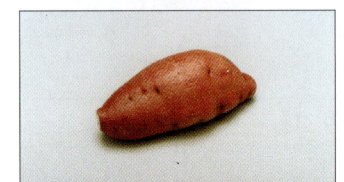
32 地瓜（サツマイモ）

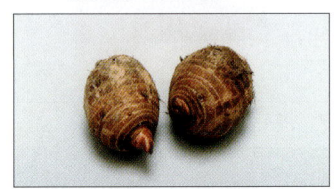
33 芋头（サトイモ）

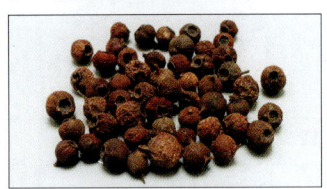
34 山楂（サンザシ）

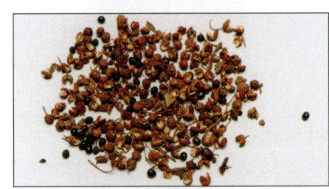
35 花椒（サンショウ）

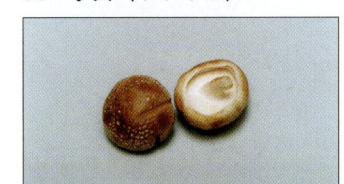
36 香菇（シイタケ）

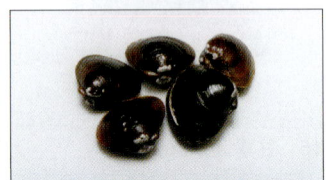
37 蜆（シジミ）

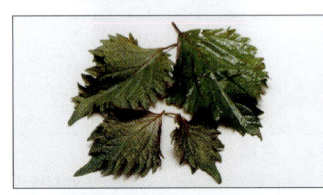
38 紫蘇（シソ）

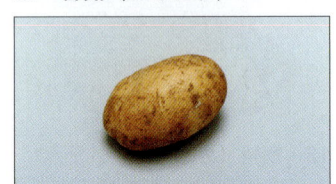
39 土豆（ジャガイモ）

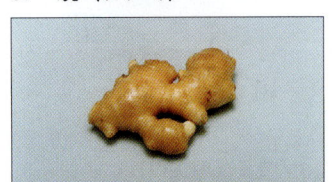
40 生姜（ショウガ）

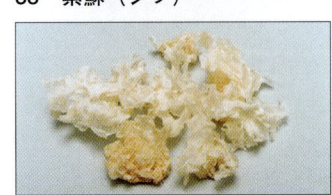
41 銀耳（白キクラゲ）

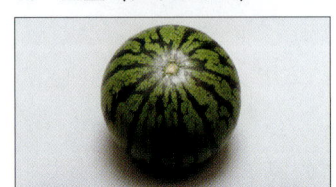
42 西瓜（スイカ）

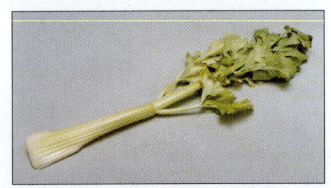
43 芹菜（セロリ）

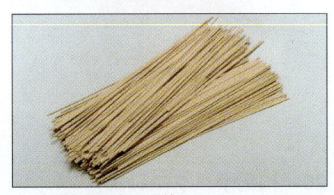
44 荞麦（ソバ）

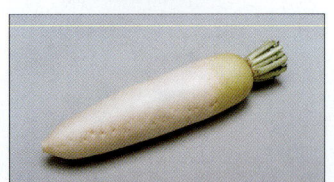
45 萝卜（ダイコン）

薬膳食材一覧

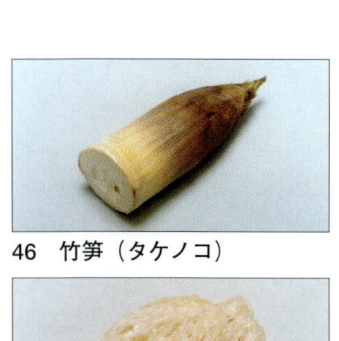
46 竹笋（タケノコ）

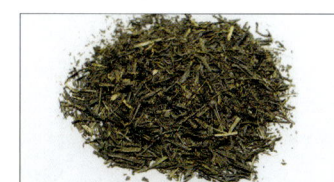
47 茶叶（チャの葉）

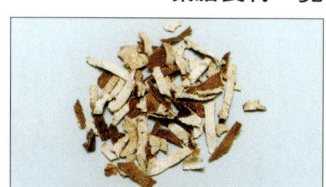
48 陳皮（チンピ）

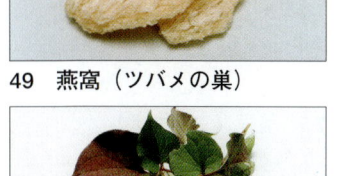
49 燕窩（ツバメの巣）

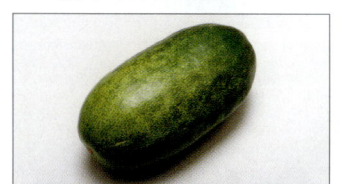
50 冬瓜（トウガン）

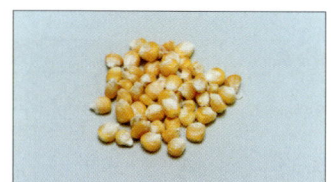
51 玉米（トウモロコシ）

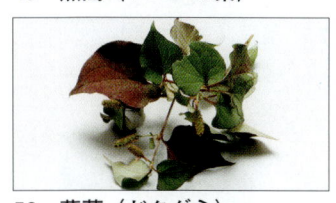
52 蕺菜（ドクダミ）

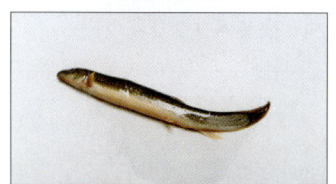
53 泥鰍（ドジョウ）

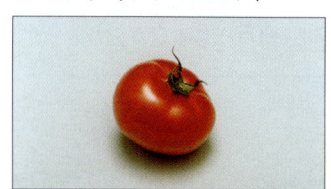
54 番茄（トマト）

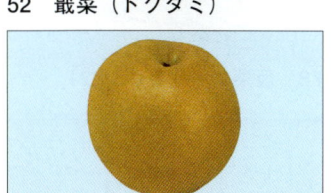
55 梨（ナシ）*

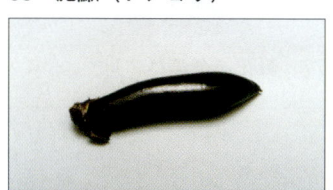
56 茄子（ナス）

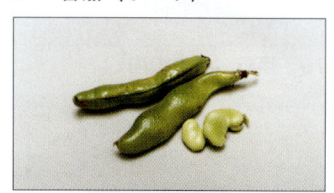
57 刀豆（ナタマメ）

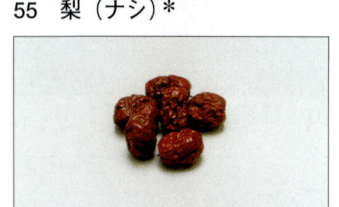
58 大棗（ナツメ）

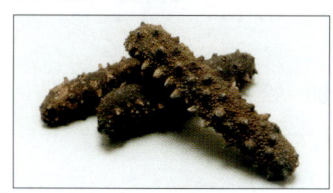
59 海参（ナマコ）

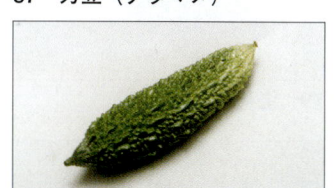
60 苦瓜（ニガウリ）

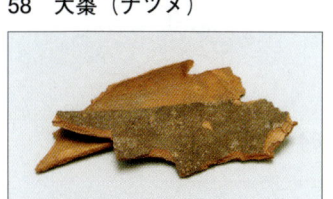
61 桂皮（ニッキ）

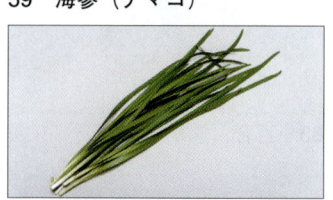
62 韭菜（ニラ）

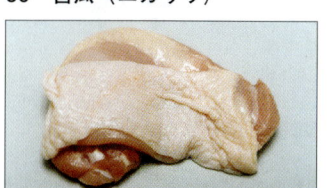
63 鶏肉（ニワトリの肉）

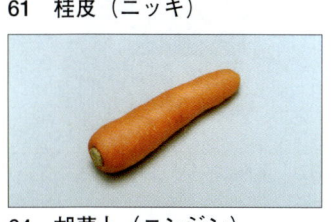
64 胡蘿蔔（ニンジン）

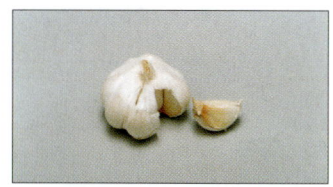
65 大蒜（ニンニク）

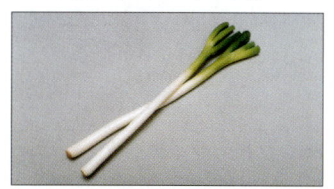
66 葱（ネギ）

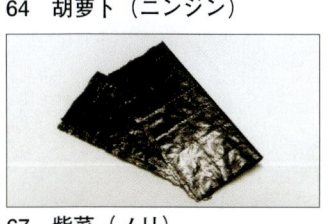
67 紫菜（ノリ）

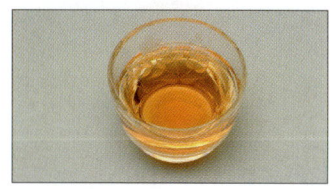
68 蜂蜜（ハチミツ）

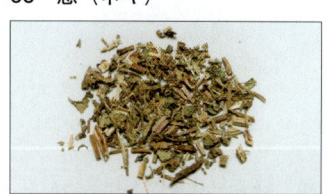
69 薄荷（ハッカ）

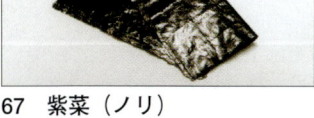

薬膳食材一覧

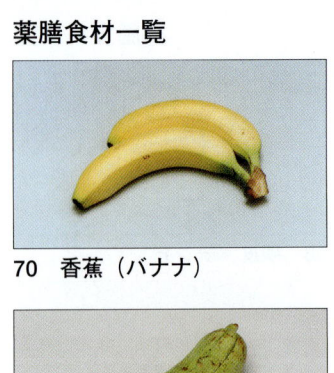
70　香蕉（バナナ）

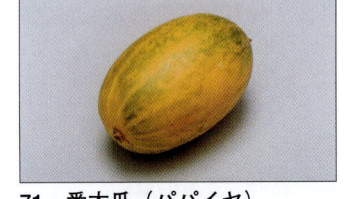
71　番木瓜（パパイヤ）

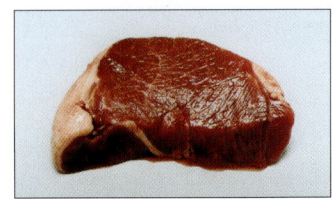
72　羊肉（ヒツジの肉）

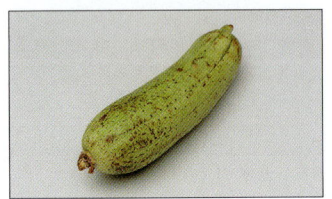
73　葫芦（ヒョウタン）

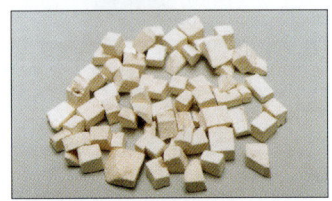
74　茯苓（ブクリョウ）

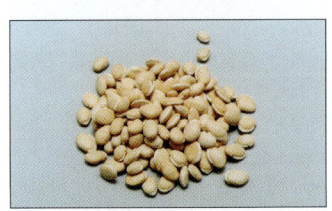
75　扁豆（フジマメ）

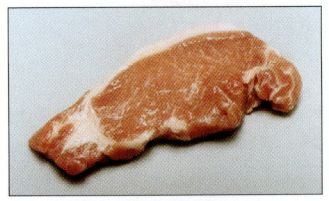
76　猪肉（ブタの肉）

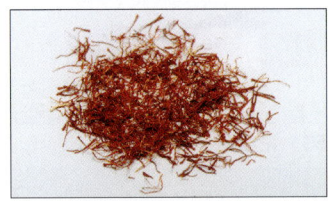
77　紅花（ベニバナ）

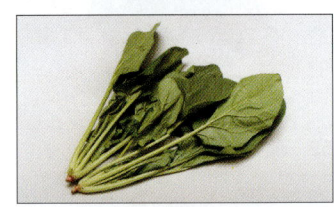
78　菠菜（ホウレンソウ）

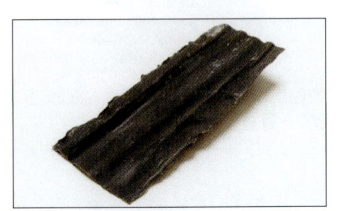
79　海帯（マコンブ）

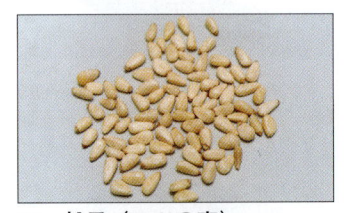
80　松子（マツの実）

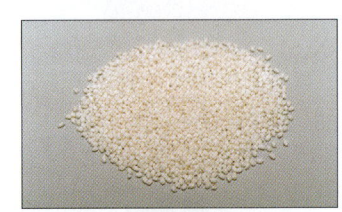
81　糯米（モチ米）

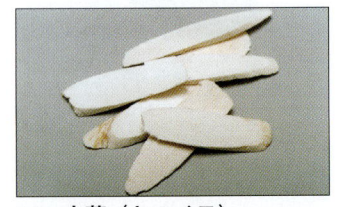
82　山薬（ヤマイモ）

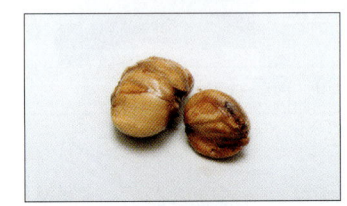
83　百合（ユリ）

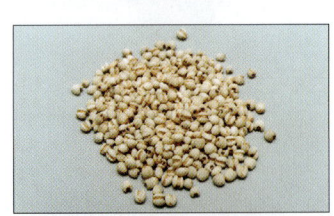
84　薏苡仁（ヨクイニン）

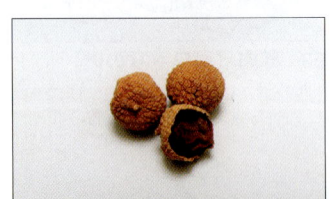
85　茘枝（ライチ）

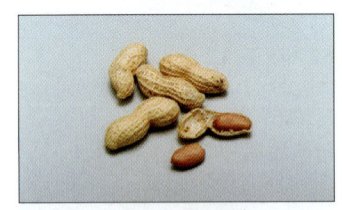
86　花生（ラッカセイ）

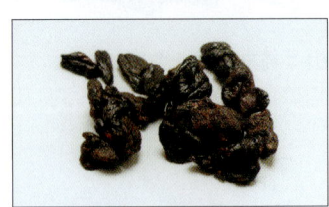
87　竜眼肉（リュウガンニク）

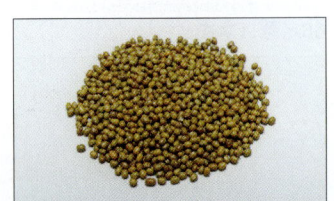
88　緑豆（リョクトウ）

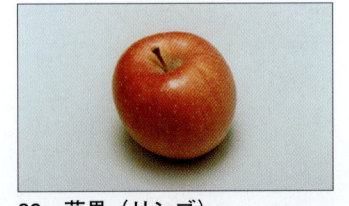
89　苹果（リンゴ）

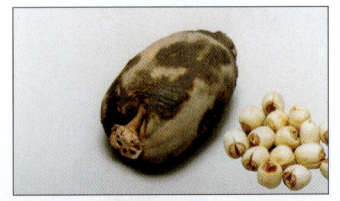
90　藕（レンコン）

＊…出典　菅原龍幸，井上四郎編集：新訂 原色食品図鑑，建帛社，2001

刊行によせて

　現在，一般の方々の健康指向，とりわけ食生活に関する関心は高まりをみせております。しかし，一方では，食を取り巻く環境には厳しいものがあり，特に，食の安全性に関して，これまでにない解決すべき問題が山積されています。健康面をみても，癌，心疾患，脳血管疾患，糖尿病などの，いわゆる，生活習慣病の増加，グローバル化による新型感染症の世界的蔓延など，早急に克服すべき問題に直面しております。食生活が疾病の発生に深く関連することは，これまでの栄養疫学的研究が示しているところであり，今後，ますます疾病予防の観点から，食生活が重要視されなければなりません。

　九州，博多は古来より，アジア諸国との交流が盛んな土地柄であります。私共は，食はアジアからというビジョンのもと，早くから東洋の食についての関心をもってきました。1995年，中国伝統医学に基礎をおいた薬膳の教育・研究を進めるために，中村学園大学は中医薬学の最高学府であります上海中医薬大学と国際学術交流協定を締結しました。これまでの栄養学に加えて，薬食同源の思想を基礎とした養生学が伝承されている中医薬学を学び研究することによって，人類の健康増進に貢献できるものと考えたわけであります。中国の晋の時代，ビタミンという概念が確立するはるか昔，すでに，脚気は米食が関連していると当時の文献に記載されております。このように，中医学は慧眼をもって人の生活環境と健康状態を観察し，長い間にわたり，その理論と術を受け継いできたものです。したがって，中国伝統医学の基本と食療学（薬膳学）を学ぶことは，21世紀の栄養と健康を考える上で大変意義のあることと考えております。ただ，中国伝統医学は哲学的思想を踏まえ，かなり，難解な面があるのも事実です。これまで，中医学の本は，医家向けに書かれたものがほとんどであるために，薬膳学に関する内容はほとんど盛り込まれておりません。

　今回，執筆者の中の德井博士と三成博士は，上海中医薬大学と薬膳学に関する共同研究を進めてきた専門研究者で，それらの研究を踏まえて，難解な中国伝統医学の基礎と，それに基づいた薬膳の理論と実践についてわかりやすく解説されています。

　本書により，薬膳の意味するところを理解され，薬膳学が健康保持とわが国の栄養学の発展に大いに寄与することを期待しています。この方面に関心のある方々に是非ともお奨めしたいと思います。

平成15年8月

九州大学医学部名誉教授
中村学園大学顧問　山元　寅男

まえがき

　最近，栄養分野にも科学的根拠に基づいた栄養学が求められるようになり，栄養素の摂取と健康状態との関連の重要性が認識されるようになってきました。日々，健康の維持・増進のためにどのくらいの栄養素を摂取すればよいか，また，どのくらいの食品を摂ればよいか，これらは食生活指針として発表されています。一方，私たちは日常の食生活では，種々の食材を組み合わせて調理した料理を食べています。これまでは，主として栄養素が食生活を評価する重要な物差しとなってきました。栄養素は科学的な分析に大変都合のよい指標ですが，同じような栄養素構成でも食材の組合せが異なった料理では，その栄養効果も違ってくる可能性があります。そこで，料理そのものを何か新しい物差しで評価できないかと考え，中国全土に点在している各中医薬大学を訪問し，中医学について議論していたとき，食療学（薬膳）に出会いました。

　食療学では食材を四性，五味，帰経で分類し，食材の組合せ，すなわち，料理のもつ特質が評価されています。料理はただ単に，食材を適当に組み合わせたものではなく，それぞれの食材には意味があることがこのような視点からわかりつつあります。これこそが，薬膳の重要な価値の一つです。また，もう一つ重要なこととして，薬膳は個々人に適した食事を基本としています。現在，医療の分野では個人に合ったテーラメイド医療が進められようとしていますが，中医学ではすでに1000年以上も前から，個人の状態に応じた臨床医学，予防医学が実践されてきました。したがって，中医学を基本とした食療学を修得し，栄養分野においてもテーラメイド栄養学を行い，個人の健康維持・増進に寄与する予防栄養学が実践できると考えられます。

　このように薬膳は栄養学の分野に新風を巻き起こす可能性を秘めていますが，中医学を基礎としているため，なかなか理解しがたい面があります。そこで，私たちは浅学を顧みず，薬膳と中医学を広く知っていただくために本書を刊行いたしました。21世紀，栄養の分野は予防にますます力点が置かれると思われます。したがって，中医学に基づいた薬膳を予防栄養という観点から認識していただければと考えております。薬膳に興味のある栄養学，医学，薬学，農学等の分野の方々に，この本が少しでもお役に立てればと祈念しています。

　なお，本文中には中国語熟語（漢字）をそのまま使用しており，日本の漢字にないものについては作字して掲載しています。可能な限り補足説明をつけていますが，紙数の関係で説明のない箇所もあります。巻末の「基本用語の解説」をご活用ください。

今回，中医学と薬膳の教科書を出版するにあたり，深いご理解とご協力をいただいた中村学園大学前学長　山元寅男先生，中村学園大学名誉教授　楠喜久枝先生，産業医科大学教授　吉村健清先生，そして上海中医薬大学学長　厳世芸先生，前学長　施杞先生，国際交流所所長　尚力先生に心から深謝いたします。

　また，原稿の校閲をしていただいた上海中医薬大学講師　朱根勝先生，栄養価を算定していただいた中村学園大学助手　福本あずさ先生，すばらしい器をお貸しいただいた伊万里焼き文三窯　三宅求氏に感謝いたします。

　出版にあたり，多大なご指導，ご協力をいただいた(株)建帛社　筑紫恒男社長はじめ編集部の方に厚く御礼申し上げます。

平成15年8月

産業医科大学　德井 教孝
中村学園大学　三成 由美

目　次

第1編　薬膳の概要 ... 1

1. 薬膳とは ... 2
   - （1）薬膳の定義 ... 2
   - （2）薬膳という言葉 ... 2
   - （3）薬食一如 ... 3
2. 薬膳の歴史 ... 3
3. 薬膳の食材 ... 5
4. 薬膳の性能 ... 6
   - （1）性　味 ... 6
     - 1）食材の四気（四性） ... 6
     - 2）食材の五味 ... 6
     - 3）昇降浮沈 ... 7
     - 4）帰　経 ... 8
5. 薬膳食材の配合 ... 8
   - （1）配　合 ... 8
     - 1）相須・相使 ... 8
     - 2）相畏・相殺 ... 8
     - 3）相　悪 ... 8
     - 4）相　反 ... 9
6. 薬膳食材の調理方法 ... 9
   - （1）剤　型 ... 9
7. 性質による食材の分類 ... 9

第 2 編　薬膳のための中医学　21

- 1. 中医学の特徴 ……………………………………………… 22
  - （1）整体観 ……………………………………………… 22
  - （2）弁証観 ……………………………………………… 22
  - （3）弁証論食 …………………………………………… 23
- 2. 中医学における陰陽五行学説 …………………………… 23
  - （1）陰陽説 ……………………………………………… 23
    - 1）陰陽の相互関係 ………………………………… 23
    - 2）陰陽の対立依存の関係 ………………………… 23
    - 3）陰陽の消長と転化の関係 ……………………… 24
    - 4）陰陽の相互利用，相互平衡 …………………… 24
  - （2）五行説 ……………………………………………… 24
    - 1）五行の基本内容 ………………………………… 24
  - （3）陰陽五行学説から薬膳を考える ………………… 26
- 3. 中医学の人体観 …………………………………………… 27
  - （1）気血精津液 ………………………………………… 27
    - 1）気 ………………………………………………… 27
    - 2）血 ………………………………………………… 28
    - 3）精 ………………………………………………… 28
    - 4）津　液 …………………………………………… 28
    - 5）気血関係 ………………………………………… 29
    - 6）気と津液の関係 ………………………………… 29
    - 7）血と津液の関係 ………………………………… 29
  - （2）臓腑経絡 …………………………………………… 29
    - 1）五　臓 …………………………………………… 29
    - 2）六　腑 …………………………………………… 31
    - 3）経　絡 …………………………………………… 31
  - （3）体　質 ……………………………………………… 31
  - （4）中医学の人体観から薬膳を考える ……………… 32

4．中医学の発病観 …………………………………… 33
（1）病　因 ———————————————— 33
1）六　淫 ———————————————— 33
2）七　情 ———————————————— 33
3）飲　食 ———————————————— 34
4）過労と過逸 ———————————————— 34
5）痰飲と瘀血 ———————————————— 34
（2）病　機 ———————————————— 34
1）邪正闘争 ———————————————— 35
2）陰陽失調 ———————————————— 35
（3）中医学の発病観と薬膳 ———————————————— 35

5．中医学の診察法 …………………………………… 37
（1）望　診 ———————————————— 37
（2）聞　診 ———————————————— 38
（3）問　診 ———————————————— 38
（4）切　診 ———————————————— 38
（5）四診と薬膳 ———————————————— 39

6．中医学の弁証法 …………………………………… 40
（1）八綱弁証 ———————————————— 40
1）表裏弁証 ———————————————— 40
2）寒熱弁証 ———————————————— 41
3）虚実弁証 ———————————————— 41
4）陰陽弁証 ———————————————— 42
（2）気血津液弁証 ———————————————— 42
（3）臓腑弁証 ———————————————— 44
1）心の弁証 ———————————————— 44
2）肺の弁証 ———————————————— 44
3）脾（胃腸）の弁証 ———————————————— 44
4）肝（胆）の弁証 ———————————————— 44
5）腎の弁証 ———————————————— 44
6）臓腑兼病弁証 ———————————————— 48
（4）中医学の弁証に基づいた薬膳 ———————————————— 49

1．中医学の治療法 ……………………………………………… 49
　（1）治療原則 ──────────────────── 49
　　　1）治病求本 ──────────────── 49
　　　2）扶正祛邪 ──────────────── 50
　　　3）調整陰陽 ──────────────── 50
　（2）治療方法 ──────────────────── 51
　　　1）解表法 ───────────────── 51
　　　2）清熱法 ───────────────── 51
　　　3）瀉下法 ───────────────── 51
　　　4）和解法 ───────────────── 52
　　　5）温　法 ───────────────── 52
　　　6）消　法 ───────────────── 52
　　　7）補　法 ───────────────── 52
　（3）中医学の治療法と薬膳 ─────────────── 53

第3編　薬膳食材と薬膳　　55

1　赤小豆（アズキ）【赤小豆のぜんざい】──────── 56
2　芦笋（アスパラガス）【芦笋のスープ】──────── 57
3　鮑魚（アワビ）【鮑魚のへぎ作り】────────── 58
4　无花果（イチジク）【无花果の芝麻クリームかけ】─── 59
5　牛肉（ウシの肉）【牛肉と山薬の煮物】──────── 60
6　鰻魚（ウナギ）【鰻魚と夏野菜の甘辛煮】────── 61
7　海虾（ウミのエビ）【海虾の香りゆで香醋添え】──── 62
8　梅（ウメ）【梅の福煮】───────────── 63
9　粳米（ウルチ米）【七草がゆ】──────────── 64
10　大麦（オオムギ）【麦めしとろろ】──────── 65
11　柿子（カキ）【柿子のあかね富士羹】──────── 66
12　牡蛎（カキ）【牡蛎のチャウダー】──────── 67
13　螃蟹（カニ）【螃蟹の豆板醤炒め】──────── 68
14　南瓜（カボチャ）【黄金南瓜ゼリー】──────── 69

⑮	甘草（カンゾウ）【甘草入り大理石卵】	70
⑯	菊花（キクの花）【三徳茶】	71
⑰	包心菜（キャベツ）【包心菜の煮込み】	72
⑱	黄瓜（キュウリ）【黄瓜の五味子和え】	73
⑲	白果（ギンナン）【白果入り茶碗蒸し】	74
⑳	枸杞子（クコの実）【枸杞子入り長寿飯】	75
㉑	葛根（クズの根）【葛芝麻豆腐】	76
㉒	海蜇（クラゲ）【海蜇の和え物】	77
㉓	栗（クリ）【栗の渋皮煮】	78
㉔	胡桃仁（クルミ）【胡桃仁と黒芝麻のかりんとう】	79
㉕	黒木耳（黒キクラゲ）【鯛と黒木耳の姿蒸し】	80
㉖	醋（クロズ）【水餃子の香醋添え】	81
㉗	黒大豆（クロダイズ）【黒大豆のふっくら煮】	82
㉘	桑椹（クワの実）【桑椹のマフィン】	83
㉙	鯉魚（コイ）【鯉魚の丸揚げ甘酢あんかけ】	84
㉚	胡椒（コショウ）【山薬と牛肉の二黒炒め】	85
㉛	芝麻（ゴマ）【芝麻揚げ団子】	86
㉜	地瓜（サツマイモ）【地瓜のあめ煮】	87
㉝	芋头（サトイモ）【芋头のふるさと煮】	88
㉞	山楂（サンザシ）【山楂とカマンベールのオープンサンド】	89
㉟	花椒（サンショウ）【麻婆豆腐】	90
㊱	香茹（シイタケ）【ロシア風香茹ガルシキ】	91
㊲	蜆（シジミ）【蜆と香茹のみそ汁】	92
㊳	紫蘇（シソ）【おい紫蘇よドリンク】	93
㊴	土豆（ジャガイモ）【土豆入りマセドアンサラダ】	94
㊵	生姜（ショウガ）【いなり寿司の酢どり生姜添え】	95
㊶	銀耳（白キクラゲ）【銀耳と肉団子スープ】	96
㊷	西瓜（スイカ）【西瓜シロップの杏仁豆腐】	97
㊸	芹菜（セロリ）【芹菜入りビーフン】	98
㊹	荞麦（ソバ）【冷やしサラダ荞麦】	99
㊺	萝卜（ダイコン）【萝卜のキムチ】	100
㊻	竹笋（タケノコ）【竹笋と豚肉の煮込み】	101

㊼ 茶叶（チャの葉）【茶叶入りかるかん】―― 102
㊽ 陳皮（チンピ）【陳皮牛肉】―― 103
㊾ 燕窩（ツバメの巣）【燕窩のスープ】―― 104
㊿ 冬瓜（トウガン）【冬瓜と鶏肉の翡翠スープ】―― 105
(51) 玉米（トウモロコシ）【玉米のクリームスープ】―― 106
(52) 蕺菜（ドクダミ）【蕺菜のてんぷら】―― 107
(53) 泥鰍（ドジョウ）【泥鰍鍋】―― 108
(54) 番茄（トマト）【番茄入りイタリア風スープ】―― 109
(55) 梨（ナシ）【梨黒蜜羹】―― 110
(56) 茄子（ナス）【茄子の四川風煮】―― 111
(57) 刀豆（ナタマメ）【刀豆の大蒜炒め】―― 112
(58) 大棗（ナツメ）【大棗と蓮子シロップ煮】―― 113
(59) 海参（ナマコ）【海参の酢の物】―― 114
(60) 苦瓜（ニガウリ）【苦瓜のチャンプルー】―― 115
(61) 桂皮（ニッキ）【桂皮のバンバリークッキー】―― 116
(62) 韮菜（ニラ）【韮菜と鶏肝の卵とじ】―― 117
(63) 鶏肉（ニワトリの肉）【博多若鶏の水炊き】―― 118
(64) 胡萝卜（ニンジン）【胡萝卜と萝卜の浅漬け】―― 119
(65) 大蒜（ニンニク）【大蒜の甘酢漬け】―― 120
(66) 葱（ネギ）【葱入り揚州炒飯】―― 121
(67) 紫菜（ノリ）【紫菜の香り焼き】―― 122
(68) 蜂蜜（ハチミツ）【蜂蜜黒大豆ジュース】―― 123
(69) 薄荷（ハッカ）【薄荷ゼリー】―― 124
(70) 香蕉（バナナ）【香蕉の高麗】―― 125
(71) 番木瓜（パパイヤ）【番木瓜の Sweet Boat】―― 126
(72) 羊肉（ヒツジの肉）【羊肉のかす汁】―― 127
(73) 葫芦（ヒョウタン）【葫芦ンブシー】―― 128
(74) 茯苓（ブクリョウ）【茯苓の中国風パイ】―― 129
(75) 扁豆（フジマメ）【八宝粥】―― 130
(76) 猪肉（ブタの肉）【酢豚】―― 131
(77) 紅花（ベニバナ）【紅花ソースと萝卜の含め煮】―― 132
(78) 菠菜（ホウレンソウ）【菠菜の芝麻和え】―― 133

㊼ 海帯（マコンブ）【さばの海帯巻】 ——————— 134
㊽ 松子（マツの実）【松子入り五彩炒め】 ——————— 135
㊾ 糯米（モチ米）【富貴寄せおこわ】 ——————— 136
㊿ 山薬（ヤマイモ）【山薬の酢の物】 ——————— 137
⑧③ 百合（ユリ）【百合の甘煮】 ——————— 138
⑧④ 薏苡仁（ヨクイニン）【薏苡仁粥】 ——————— 139
⑧⑤ 茘枝（ライチ）【茘枝とココナッツミルク汁粉】 ——————— 140
⑧⑥ 花生（ラッカセイ）【花生といりこの冷汁】 ——————— 141
⑧⑦ 竜眼肉（リュウガンニク）【竜眼肉入り八宝茶】 ——————— 142
⑧⑧ 緑豆（リョクトウ）【緑豆と薏苡仁のお焼き】 ——————— 143
⑧⑨ 苹果（リンゴ）【ベークド苹果】 ——————— 144
⑨⓪ 藕（レンコン）【糯米入り香藕】 ——————— 145

■薬膳食材の分類 ——————— 146
■文　　献 ——————— 147
■基本用語の解説 ——————— 148

第1編

薬膳の概要

◆ ◆ ◆

薬膳の基本をひもとく

　現代はまさに健康志向の波に乗って「薬膳というもの」が食の世界に広まりつつある時代である。「もの」と付けたのは，薬膳といわれているものの多くが「薬膳もどき」だからである。現在，医療の世界では科学的根拠に基づいた医療を行うことが求められており，これは栄養学の分野にも及んでいる。すなわち，どのような食品が健康の維持・増進に効果があるのか，その科学的根拠が求められ，それが実証された食品だけが特定保健用食品として認可されるようになった。残念ながら健康食品の中にはその効果がはっきりしないものがあり，それが健康被害の一因となる可能性がある。「薬膳というもの」もまた然りである。本来，薬膳は中医学の理論を基に成り立つものであり，中医学を無視したものは薬膳とはいえない。

　薬膳という言葉の起源については諸説があるが，20年くらい前から用いられた比較的新しい言葉である。中医学の中の食療学には300品以上の食材が記載され，これらの食材の多くは日本で食品として認められており，保健養生のための薬膳であれば家庭薬膳として十分日常の食卓にあげることができる。そういう意味では，日本の伝統食品は家庭薬膳としての役割を担ってきたと考えられる。本編では薬膳の基本的な理論の解説をしていく。

1. 薬膳とは

（1）薬膳の定義

　薬膳の思想が生まれたのは，周知のとおり中国である。中医学では，人体は自然界の変化の影響を受けている有機的な統一体であり，体の陰陽のバランスが崩れると病気になると考えられてきた。薬膳は，これらのバランスを調えるために，毎日の食生活を通じて行う飲食療法であり，「食療」または「食治」ともいわれている。

　『中国薬膳大辞典』（1992年）によると，薬膳とは，「中医学理論の指導のもとで，中薬（中医学で用いる薬物の総称）と食物を配合し，伝統的飲食調理技術と現代的加工方法を用い，色・香・味・形の全てによく，保健と治療に効果のある食療食品，料理の総称」と記載されている。そしてその目的は「食品の性質と成分を応用し，一定の臓腑に作用し，気血を調和し，陰陽を平衡し，疾病の予防や健身延年を目指す」とある。

　薬膳には，日常の食事で疾病を予防する食事「治未病」，弁証して疾病の治療のための食事「弁証施治」，本草学の発展とともに民間に取り入れられ，養生のために各家庭に普及した食事「補益腎精」の3種類がある。薬膳は摂取する人の体の状態をよく知り，効果的な食材の組合わせを理解することが重要であり，食材と人の関係は中医学の真髄である。

　現在，西洋医学では個人の遺伝子解析を行い，その人に合った治療を行うというテーラメイド医療が考えられている。しかし，中医学では，はるか昔から個人にあった医療を行うことを基本としており，中医学の理論を基本にした薬膳も当然，個人に適した食の提供をすることが基本となる。

　薬膳に使用する食材は，中医学の理論に基づいて分類され，個人の健康状態の診断も「証」という概念でもって分類され，これらを基にその人に合った食材が選ばれる。証とは，基本的にはその人が現している症状や臨床所見を中医学の物差しで総合的に評価し得られた診断名のことであり，中医学独自の概念である。

　薬膳で最も重要なことは，おいしくなくてはならないということである。調理品を目で見て，鼻で嗅ぎ，舌で味わっておいしく感じることである。実は，食べ物を五感で感じることは，医学的にも重要な意義があり，五感が刺激されることで消化酵素の分泌が高まる。おいしいことのもう一つの意義は，毎日食べることができる調理品だということである。保健養生の薬膳は，栄養学的効果を目指しているために，1日のみの薬膳では全く意味がなく，毎日とれる食事であることが大切なのである。

（2）薬膳という言葉

　薬膳の基本理論は，飲食療法として古くから中国に存在するが，言葉自体が生まれたのはごく最近のことである。「薬」と「膳」のそれぞれの文字は，世界で最も古い文字といわれる甲骨文字や金文にもあると文献に記載されているが，「薬膳」という2文字になると，その発祥は定かではない。文献を検索すると，南北朝（420〜581年）の宋の時代に范曄が著した『後漢書巻84,

『列女傳 74』に「親調薬膳」という記載があるが，現在でいうところの「薬膳」の意味ではない。子どもが病気のときに，継母が自ら薬を煎じて，膳すなわち料理を作ったという意味である。

薬膳という言葉が中国で公的に使われるようになったのは，1980 年代になってからのことである。この時代に，彭銘泉による『中国薬膳学』(人民衛生出版社，1985 年)，『中国薬膳大全』(四川科学技術出版社，1987 年) など，薬膳に関する本が次々と登場した。

(3) 薬 食 一 如

万里の長城を築いた秦の始皇帝や漢の武帝は，不老長寿の仙薬を求め，徐福を広大な中国の土地のみならず，日本まで行かせたといわれている。中国では古代から植物，動物，そして鉱物に至るまで摂取し，膨大な人を対象とした実践のくり返しで淘汰伝承されながら，現在に至っていると考えられる。その経験により，薬用になるものが選別されてきた。それは空腹を満たすときには「食」，病を治すときは「薬」として用いられ，『黄帝内経』や中国最古の薬物書の『神農本草経』には，食べ物と薬物は同じ源である「薬食一如」，「薬食同源」という考えが記載されている。

現在では，世界中で薬用植物の研究が進み，伝承されてきた薬用植物が科学的に解明されつつある。しかし，個々の薬用植物に関しての研究が進んでも，さまざまな食材を使った薬膳の効果に関しては，いまだに科学的な解明は十分になされていない。中医学から生まれた薬膳が疾病予防や健康の維持・増進に効果があるかどうかの研究は，今後の課題である。

2. 薬膳の歴史

中国の広大な土地と地域には，天然の豊富な植物，動物そして鉱物が分布している。これらの資源の開発と有効利用の長い歴史が，中医学，中薬学の発展の基礎となっている。薬膳は，中国食文化の一部分であり，長い間，中国の人々の健康維持・増進に重要な役割を果たしてきたと考えられる。

上古時代に人類は，生きるために自然産物の中から食物を求め，その中から薬効のあるもの，中毒を起こすもの，死亡に至るものと食材を弁別できる能力を備えてきた。これらの知恵の伝授は，最初は口伝えであったが，紀元前千余年前より，文字記載として記録されるようになってきたと考えられている。

西周時代に，『周礼・天官』という書物がある。これは，宮廷の医療制度について書かれている書物であるが，その制度には，食医 (栄養医)，疾医 (内科)，瘍医 (外科)，獣医の四科があり，特に皇帝の飲食を調理する食医が重要視されていた。また，春は酸味，夏は苦味，秋は辛味，冬は咸 (鹹) 味の食物が多く，甘味で調味し，甘味をきかせて調理することが重要であると記載されている。

食療経験と知識を積み重ねるに従って，食療理論に関する医書『黄帝内経』が完成した。これは，春秋戦国時代に古代中国の伝説の皇帝と医師が書いた最古の医書で，「素問」と「霊枢」の二部から構成されている。「素問」には日常の養生が記載されていて，自然と人体の調和や飲食物の調和について書かれている。食物を穀，畜，菜，果の 4 種類に分類し，これらをバランスよ

く摂取することが養生に役立つとしている。例えば，穀は人の生命を養うものであり，中医学では，米，麦，粟，黍，豆の5種類を「五穀」と呼んでいる。畜は畜肉のことであり，人体の栄養に有益なものである。菜は野菜類のことであり，他の食品の栄養不足を補う役割をする。中医学では，人体の排便，排尿の障害が病気の原因として重視されている。排泄をスムーズにし，体のバランスを整えるために，特に野菜類が大切だと説いている。果は果物のことであり，野菜の栄養を助ける。中国では，野菜といえばほとんど加熱して食べるのが普通である。加熱によって不足したものを，生食する果物で補うという意味があったと考えられる。

この書は，食物が人間にとって重要であり，まさに薬膳思想の原点がはっきりと記載されている。このほか，臓腑生理の特徴と食物性味の関係，食物性味の選択，食物の配合などの食療原則が書かれている。

現存する最古の薬学の専門著書は，『神農本草経』である。この書物は，漢の末期にできあがったもので，略して『本経』といわれる。中国の偉大な伝説の帝王，神農の名を借りて書いた薬学専門書といわれ，飲食療法を論じた本でもある。神農は，農耕の先駆者であり，「神農，百草をなめて医薬あり」という言葉のように，食物・薬物の性味を自ら体験しながら調べた人物である。この書物では365種類の薬物が記載されており，上薬，中薬，下薬とに分類し，その効用を説いている。上薬，中薬の中には多くの日常食物が含まれている。

上薬とは，無毒で長期間食べても副作用がないもので，元気を増し，生命を養い，不老長寿に寄与するもの。例えば，薏苡仁（ヨクイニン：イネ科の薏苡（ハトムギ）の成熟種子）や人参（ニンジン），枸杞子（クコの実），茯苓（ブクリョウ：サルノコシカケ科の茯苓菌マツホドの菌核の乾燥品）などで，全部で120種類が分類されている。主に，日常の食事に用いられている食材である。中薬とは，完全に無毒というわけではなく，用い方によって有毒になるものも含む。体力を補い，疾病を防ぎ，治療に役立つものである。120種類あり，例えば，生姜，杏仁（アンズの種子の乾燥品），葛根（クズの根）などである。下薬とは，毒性を有するものが多く，症状にはよく効くが，日常の食事には用いられないものである。125種類あり，例えば附子（トリカブトの根），桃仁（桃の種子の乾燥品）などである。以上の薬物を収集して，薬学の基本理論となる四気，五味，有毒，無毒，配合，そして服薬の方法まで説いている。

唐の時代に入ると，中医薬学が大きく発展するに従って，食療理論も同様に発展がみられた。100歳まで生きたといわれる孫思邈という名医によって，『備急千金要方』が書かれた。この本の序論で，「食事療法の良否を知らなくては，生命の長きことを願う資格はない」と説かれている。内容として，専門的に食治のことを述べる「食治」編があり，五味と体の関係，五味と五臓の関係，米や穀類，野菜類，果物類，そして肉類の効果を記している。海草で甲状腺腫を治すなど，食物による治療法が多く列挙されている。

その後，孟詵が栄養的な価値と治療作用のある食物を214種収集して，『補養方』を編集し，さらに孟詵の弟子である張鼎人が増補，改訂，整理を行って『食療本草』を完成させた。この本は，唐時代の栄養学と食療学の専門著作だといわれている。唐以前の本草専門著作に収録されていなかった食物を多く取り入れて，詳しく論述されている。食療と地域の関係，妊産婦の飲食禁忌，および小児の食療などが記載されている。

南唐時代には『食性本草』があり，著者は陳士良である。陳士良は，食物の性味，効能，使

い方，用量などを分類して，食療・食療中薬の治療方法を発展させた。この本の中に，陳士良の個人の見方，および唐以前の医家の食療方剤，臓腑調整術などが記載されている。また，たくさんの食物の性味を補充し，食物の配合や禁忌することについて記述されている。

宋の時代に入ると，食療方法で疾病を予防することが一般的に行われるようになってきた。食療関係の著作もたくさん出てきた。例えば，王懐隠（おうかいいん）が著した『太平聖恵方（たいへいせいけいほう）』には，食療法が説かれ，多くの食療中薬を用いた粥料理が記載されている。また，陳直（ちんちょく）が著した『養老奉親書（ようろうほうしんしょ）』は，高齢者の疾病についての最古の治療専門書であり，「老人の病気はまず食物で治療し，うまくいかない時は薬を用いる」と記載されている。

元の時代，食療法は新しい発展の段階をむかえた。特に，価値のある著作として忽思慧（こっしけい）が著した『飲膳正要（いんぜんせいよう）』がある。この本は，元時代の栄養学と食療の専門書で，栄養，食療の観点から日常食について論述され，食物の合理的な配合，薬膳の作り方，疾病治療や食療の方法も紹介している。特に，日常の養生，食物の性味，効能，調理方法，そして食物の衛生，食中毒について説いている。

明の時代には，中薬学と食療学が大きな発展をとげた。本草学の著作に記録されている食物数も増加している。有名な『本草綱目（ほんぞうこうもく）』（李時珍（りじちん））には，全部で1,829種が記載されており，疾病予防や治療に効果のある薬用食物が500種以上書かれており，薬粥や薬酒も紹介されている。飲食は人の命そのものであると力説している。

清の時代になると，多くの中医師が，民間の食療・食療中薬について専門書を著している。現在，調理をする人たちに読まれているものはこの時代の書物が多い。

現在の薬膳の状況を教育の観点からみると，大学には国家が学制として認めた薬膳学部は存在しない。中医学を教える大学には，選択科目として食療学概論があるのみである。薬膳の基本となる中医学を習得するためには，最低，中医学，中薬学，方剤学，食療学，診断学，中薬製剤学，そして医古文を学ぶ必要がある。これらの科目は，基本的には中医師，鍼灸師，薬剤師のためのカリキュラムであるため，大学に調理学などの科目はない。中国においても，調理技術を習得した上で，食を通した実践的な健康保持や増進の薬膳指導ができる担当者はまだ少ないのが現状である。最近，上海中医薬大学に薬膳研究室が開設され，中国において，食による健康の維持・増進の総合的な研究が開始されつつある。

3. 薬膳の食材

薬膳に使われる食材は，一般に食事療法で使われている食材と，現在中国衛生部が「食療中薬（食事療法に役立つ食物の総称）」と認めているものの2種類がある。前者はいわゆる一般の食品で，日常的な食生活に取り入れて，健康増進に効果がある食材である。また，後者の食療中薬は，中薬（中国医学で用いる薬の総称）に比べて著しい薬効はないが，色や味があり，調理によっておいしく食べることができるものである。充餓（お腹がすいたとき）に正しい方法で食べれば，治療効果が望め，副作用も少ないという利点がある。

薬膳を実践する上では，食材を利用した食物療法であることを認識することが大切である。あくまでも，健康を維持・増進させ，QOL（quality of life：生活の質）を高め，食事を楽しませる

ものなのである。体のバランスを調整するために，中医学や中薬学の理論に基づいて食材を配合しながら，料理としては味や色，香り，形がきちんと配慮されているもの，そしておいしい食事，それが薬膳である。

4. 薬膳の性能

(1) 性　　味

薬膳に使われる食材および食療中薬には，薬物と同様に一定の性味がある。「性」というのは，食療の食材・食療中薬の性質を示し，「気」ともいう。これらは，中医学，中薬学の理論と密接な関連がある。

1) 食材の四気（四性）

薬膳の食材は，体に取り入れることで現れる反応や症状によって，温，熱，涼，寒と4種類に分類されている。この4種類の性質は，古代から「四気」といわれ，四つのうち，温・熱の性質は，寒・涼の性質とは全く異なる。しかし，それぞれの温と熱，寒と涼のそれぞれ性質が同一なので，大きく2種類に分かれ，温は熱よりも，または涼は寒よりも弱いというように程度の差があるため，最終的には四つに分類されている。

薬膳では，これらの性質を利用する。まず，証（症状）を診断するため「八綱弁証」を行う。これは，陰，陽，虚，実，寒，熱，表，裏という基本の八つの「証」にあてはまるかどうかを判断するものである。「熱証」とは，熱邪の侵襲を受けることで起こる。人体の陽が盛んになり，生体機能活動が過度に亢進した状態のことである。症状は，発熱のために口が渇き，水や冷たい飲み物を飲みたくなる，顔色が赤くなり，気分がイライラして落ち着かない，尿が少なく色は赤系，そして便秘になりやすい，などが挙げられる。このような場合は，相対する性質をもつ涼・寒性の食材，例えば西瓜，苦瓜，梨，緑豆などを調理した薬膳を作って，摂取することが効果的である。なお，涼・寒性の食材には，清熱，解毒，瀉火（人体のあり余ったものを取り除く）といった作用もある。

「寒証」とは，寒邪を受け，陰が盛んになり，生体機能活動が低下する状態である。具体的には，四肢が冷えてだるく，顔色は青白く，静かで気分は落ち着いている。口は渇かないが，熱い飲み物を欲しがる，尿は量が多くて色が薄く澄んでいる，大便は軟便である，といった症状などがみられる。この場合は，相対する温・熱性の食材である，大蒜（ニンニク），生姜，葱（ネギ），唐辛子，そして羊肉などを使った薬膳を摂取するとよい。また，温・熱性の食材には，温中，補陽（人体の生理機能や不足を補う），散寒の作用がある。四気以外の作用として，比較的穏やかなものを「平」性といい，はっきりした温・熱・涼・寒の性質がないものを意味する。

2) 食材の五味

五味とは，酸味（すっぱい），苦味（にがい），甘味（あまい），辛味（からい），咸（鹹）味（しおからい）の5種類のことであり，五味以外に味のはっきりしない淡味がある。これらは，味覚のみでなく，臨床の症状反応によって分類されている。

　a. 酸　味　　収斂，固渋と生津の作用がある。つまり，体を引き締め，出すぎるものを収

め，渋らせてくれる。一般的には，寝汗，下痢，尿の出すぎや，遺精（早漏）に効果がある。これに当てはまる食材として，五味子（ゴミシ：モクレン科のチョウセンゴミシという植物の果実の乾燥品），烏梅（ウバイ：ウメを干していぶしたもの），山楂（サンザシ）などがある。

b．苦 味　　泄（清泄・降泄・通泄）や燥湿作用。また，瀉火と瀉下の作用。人体が「実」の状態のとき，余分なものを取り除く作用。一般的には，熱邪による疾病を治す性質がある。例えば，苦瓜，杏仁（アンズの種子の乾燥品）など。

c．甘 味　　補益，和中，緩和作用，滋養，強壮作用がある。一般的には，虚証を治す。人体の衰えを補養し，緊張をゆるめ，薬性を中和したり，調和したりする作用をもっている。例えば，蜂蜜，豚肉，大棗（ナツメ），栗子（クリ）など。

d．辛 味　　発散，行気，活血作用。発汗，一般的には外感表証（感冒など），血行促進，体内のものを発散させ，気や血のめぐりをよくする。例えば，生姜，陳皮（チンピ：ミカンの果皮の乾燥品），葱（ネギ），紅花など。

e．咸 味　　軟堅，散結，瀉下などの作用。固くなっているものをやわらかくして下す作用がある。例えば，昆布，海帯（マコンブ：海藻類）など。

f．その他　　淡味と渋（渋）味がある。淡味は利尿の作用をもつものがあり，水腫に効果的である。例えば，冬瓜，赤小豆（アズキ）など。次に，渋（渋）味は酸味と同様の作用があるが，生津作用がない。これらの食材は性質が弱く，食材も少ないので，一般にこれらを除いた5種類を五味と称している。

性と味は非常に密接な関係があり，例えば，同じ甘味でも，「甘寒」と「甘温」では，作用が異なるため，食材を選択するときには，性と味の両方から弁別する必要がある。

食材を選ぶときには，五味のバランスが大切で，過不足があると病を引き起こすといわれている。日常の食生活では，五味のバランスを考えて料理を作ることが基本である。しかし，病気になった場合には，五味と五臓の関係を調整しなければならない。そのため，五行の相性，相克の関係を理解しておく必要がある。

中国最古の医書といわれる『黄帝内経』には，五味は五臓に入ると記載されている。すなわち，酸味は肝に入り，苦味は心に入り，甘味は脾に入り，辛味は肺に入り，咸味は腎に入る。実際に，肝に使う中薬は酢で炒って酸味をつけ，腎に使う中薬は塩で炒って咸味をつけることがある。

3）昇降浮沈

疾病の症状を分類すると，上に上がる（喘息・嘔吐），下へ下がる（下痢・脱肛），外へ出る（発汗・寝汗），内へ入る（表証不解）の4種類に分けられる。これと同じように，疾病を治す薬物や食材も作用の方向を分類することができ，これを「昇降浮沈」とよんでいる。

昇は上がる，降は下がる，浮は発散，沈は泄利の作用を示す。昇・浮の作用をもつ食材は，疏散解表，祛風散寒などの効能があり，辛・甘の味と温熱性をもっている。また，沈・降の作用をもつ食材は，清熱，利尿，消食積，化痰止咳平喘，収斂などの効能があり，酸・苦・咸・渋の味と寒・涼性をもっているのが特徴である。

薬膳を作るときには，食材の機能に応じて，いろいろな調理方法が使われる。例えば，食材を酒で炒めると活血作用が増強され，生姜で炒めると発散作用が増す。また，塩で炒めると腎に入

りやすくなる。

4）帰　　経

中医学では，人体の幹線を直行する脈を経絡と呼び，経脈と絡脈の二つがある。食材や薬物は，体内に取り入れた後，これらの経絡に入って運ばれ，臓腑の各部分で効果を発揮すると考えられている。

食材が，人体のどこに薬効があるのかを示すのが帰経である。例えば寒性の食材は，一般的に清熱作用をもっているが，経脈の中でも，肺系に入って効果を発揮すると考えられている。食材を扱う場合は，このような点も考慮する必要がある。しかし，食材と帰経に関してはいまだ不明確な部分があり，総合的な判断をする一つの情報として頭にとどめておく程度でよい。なお，人体の内と外，表と裏は，経絡で通じているため，内臓に何か疾患があると体表に反応が現れる。互いの関係については，中医学の陰陽五行学説によって説明され，薬膳の効果を期待するためにはこれらの知識は不可欠となる。

5. 薬膳食材の配合

（1）配　　合

食材を1種類で使う場合と，何種類かを組み合わせて使う場合がある。後者の場合には，単に適当に組み合わせるのではなく，適切な組み合わせや分量を守らなければならない。これを「配合」といい，食材を適切に配合することによって，相互作用で効果を高めることができる。配合には4種類のパターンがある。

1）相須・相使

効能が似ている2種類以上の食材を組み合わせて使うと，その相互作用により効果を高めることができる。これを相須という。例えば，蓮子（ハスの実）と大棗（ナツメ）は2種類とも安心作用があるので，配合すると効果が高まる。効能と性能が部分的に同一である食材を配合するときに，食材を主材料，補助食材に分けて配合し，主食材の効果を高めることを相使という。例えば，夜盲症には豚の肝臓は養肝明目の効能があるので主として，菠菜（ホウレンソウ）は補助として配合すると明目の効果が増加される。

2）相畏・相殺

食材には，効能をもつ一方で，多少の副作用や毒性をもつものもある。ある食材で他の食材の悪い作用を抑制あるいは，減少させることを相畏という。ある食材が他の食材の悪い作用を取り除くことを相殺という。例えば，蜂蜜，緑豆は附子（トリカブトの根）を無毒化する。大蒜（ニンニク）は洋蘑菇（マッシュルーム）の中毒を，紫蘇，生姜で魚，螃蟹（カニ）の食あたりを予防する。

3）相　　悪

食材本来の性能が，他の食材と一緒に使うことで低下したり，抑えられたりする配合を相悪という。食材には，他の食材の効能を減弱にしたり，破壊したりするものがある。

4）相　反

　食材を組み合わせることによって，毒性や激しい副作用が出る配合を相反（そうはん）という。したがって，このような配合は禁忌である。しかし，実際には薬膳に使用する食材ではほとんどみられない。例えば，蜂蜜と葱（ネギ），螃蟹（カニ）と柿子（カキ）は相反に属し，一緒に使うことは禁忌であると考えられている。

6. 薬膳食材の調理方法

（1）剤　型

薬膳は，より効果を上げるために適切な調理法を選ぶ必要がある。これを剤型（ざいけい）という。

a．飲　料　　食材を煎じてから，飲みやすいように蜂蜜を入れるなどして味をつけた飲み物。
b．酒　剤　　食材を酒（白酒や黄酒）に漬けて作ったもの。
c．散　剤　　食材を炒って乾燥させた後，すりつぶして粉にしたもの。これは湯と各種調味料を加えて，のり状にして食べる。
d．米　飯　　うるち米やもち米と一緒に煮たり蒸したりしたもの。
e．粥　食　　うるち米やもち米とともに多めの水を加えて煮た粥状のもの。
f．湯　羹　　野菜や肉とともに煮たスープであり，デンプンで濃度をつけたものもある。
g．菜　肴　　日常の料理の中に混ぜ込むこと。
h．蜜　膏　　食材を煎じて濃縮し，蜂蜜を加えて軟膏状にしたもの。
i．蜜　銭　　主に果物類に用いる方法で，果物を煮て，蜂蜜や砂糖に漬け，乾燥させたもの。
j．糖　果　　食材を煎じて濃縮し，砂糖や赤砂糖を加えて結晶化させ，固めて作った薄荷糖のようなもの。
k．点　心　　餃子，ワンタン，シュウマイ，そして菓子など，中心料理に添えたもの。

7. 性質による食材の分類

　薬膳の食材は，健康を保つ保健作用および扶正袪邪（ふせいきょじゃ）（陰陽の調整をし，邪気を取り除く）作用があり，中薬の薬性と同一の四気（温・熱・涼・寒（・平）），五味（酸・苦・甘・辛・咸），帰経（食材が肝・心・脾・肺・腎・小腸・胆・胃・大腸・膀胱・三焦（さんしょう）の臓腑，経絡の病変に対して主要な治療効果を示す）がある。これらは，中国において長期間にわたり積み重ねられてきた実践経験に基づいて分類され，成立したものである。

　分類された食材は，中医食療学に記載されている野菜類，果物類，穀類，獣鳥肉類，魚介類，そして亀，鼈（すっぽん）類など218品と，中国衛生部が1981，1988，1991年に食材としての効果と中薬としての効果があるということで食療中薬と認めた70品の合計288品である。中医学の基礎理論をもとに，①食品別，②四性：温・熱・涼・寒・平，③五味：酸・苦・甘・辛・咸，④帰経：

肝・心・脾・肺・腎・小腸・胆・胃・大腸・膀胱・三焦，について薬膳食材を分類した。

　表1－1に，薬膳食材の四性（四気）による分類を示した。割合をみると，平性が37.8％と最も高い数値を示した。次に温性が26.0％，同様な性質の少し強い熱性が1.9％であり，合計すると27.9％であった。一方，寒性は18.7％であり，同様な性質の少し弱い涼性の15.6％を合計すると34.3％であった。これらより，体を温める食材，冷やす食材，その中間の食材ともそれぞれ3分の1ずつを占め，大きな差がない。

　食材を五味によって分類してみると，表1－2のようになる。甘味がほぼ3分の2と，多くを占めている。中医学の五行説より，甘味は脾・胃の働きを調節するといわれ，薬膳に使う食材は消化吸収機能と関係が深いことがわかる。

　表1－3に，食材の帰経による分類を示した。帰経では胃が22.5％と最も高い数値を示し，次に胃の表裏関係にある脾が15.4％，五行説で脾を克するといわれる肝が12.3％であった。

　中国医学の基礎理論では，脾・胃は「後天の本」といわれ，健康を維持・増進させるためには脾・胃が非常に重要であると考えられている。五行説によると，脾・胃の味は甘味とされ，甘味は脾・胃の働きを調節する。したがって，薬膳に使用される食材の多くは，脾・胃の働きを活発にさせると考えられる。この分類は，上海中医大学の大学院卒業生，壇上敏秀氏と同大学卒業生，金井一志氏の協力によるものである。

表1-1 薬膳食材の四性（四気）による分類

温 性	熱 性	平 性	涼 性
荔枝（ライチ）	辣椒（トウガラシ）	苹果（リンゴ）	薄荷（ハッカ）
竜眼肉（リュウガンニク）	胡椒（コショウ）	橘（ミカン）	百合（ユリ）
大棗（ナツメ）	花椒（サンショウ）	柑（大型で皮の厚いミカン）	柚子（ユズ）
山楂（サンザシ）	高良姜（コウリョウキョウ）	梨（ナシ）	葛根（クズの根）
胡桃仁（クルミ）	黄芥子（カラシ）	枇杷（ビワ）	竹筍（タケノコ）
栗（クリ）		羅汉果（ラカンカ）	紫菜（ノリ）
松子（マツの実）		芒果（マンゴ）	菊花（キクの花）
檳榔（ビンロウ）		地瓜（サツマイモ）	
石榴（ザクロ）		菱（ヒシ）	
番石榴（グァバ）		冬瓜（トウガン）	
楊梅（ウメの一種）		黄瓜（キュウリ）	
櫻桃（サクランボ）		絲瓜（ヘチマ）	
桃（モモ）		菠菜（ホウレンソウ）	
杏（アンズ）		芹菜（セロリ）	
梅（ウメ）		芸苔（アブラナ）	
南瓜（カボチャ）		萵苣（レタス）	
韮菜（ニラ）		枸杞菜（クコの苗）	
芥菜（カラシナ）		芥菜（カラシナ）	
胡荽（シャンツァイ）		茄子（ナス）	
刀豆子（ナタマメの種）		芋ト（ダイコン）	
蒟蒻（コンニャク）		洋蘑菇（マッシュルーム）	
洋葱（タマネギ）		豆腐（トウフ）	
大蒜（ニンニク）		羊胆（ヒツジの胆）	
黄豆芽（ダイズモヤシ）		兎肉（ウサギの肉）	
猪胆（ブタの胃袋）		鴨蛋（カモの卵）	
羊肉（ヒツジの肉）		田螺（タニシ）	
羊乳（ヒツジの乳）		青蛙（アオガエル）	
狗肉（イヌの肉）		茶叶（チャの葉）	
鵝肉（ニワトリの肉）		茶子油（チャの実をしぼった油）	
鶏肝（ニワトリの肝臓）		啤酒花（ホップ）	
鱔魚（タウナギ）		麻油（ゴマ油）	
草魚（ソウギョ）		猪油（ラード）	
鮫魚（ナマズ）		粟米（アワ）	
鰻魚（ホウウオ）		秣米（ソバ）	
蚶肉（アオガイ）		大麦（オオムギ）	
河蝦（カワのエビ）		小麦（コムギ）	
海蝦（ウミのエビ）		緑豆（リョクトウ）	
海参（ナマコ）		酸角（タマリンド）	
海蜇皮（クラゲの皮）		梔子花（クチナシの花）	
赤砂糖（アカザトウ）			
酒（サケ）			
咖啡（コーヒー）			
醋（ス）			
生姜（ショウガ）			
葱（ネギ）			
桂皮（ニッキ）			
八角茴香（ダイウイキョウ）			
豆油（ダイズの油）			
油菜子油（ナタネ油）			
糯米（モチ米）			
高梁（コウリャン）			
茉莉花（ジャスミン）			
小茴香（ウイキョウ）			
佛手（ブッシュカン）			
扁豆（ラッキョウ）			
鯉白（チョウジ）			
丁香（チョウジ）			
香檬（シトロン）			
陳皮（ミカンの皮を干した物）			
鳳尾魚（エツ）			
帯魚（タチウオ）			
鰹魚（カツオ）			
砂仁（ショクシャの種）			
烏梅（ウメを干していぶした物）			
肉豆蔻（ニクズク）			
紅花（ベニバナ）			
蝮蛇（マムシ）			
香薷（コウジュ）			
猪肝（ブタの肝臓）			
柴葇（シソ）			

表1-1（つづき）

寒　性		平　性	
柚（ユズ）	食塩（ショクエン）	李（スモモ）	赤小豆（アズキ）
柿子（カキ）	醤油（ショウユ）	葡萄（ブドウ）	豌豆（エンドウ）
香蕉（バナナ）	椒子（サンショウの実）	枸杞子（クコの実）	蚕豆（ソラマメ）
番茄（トマト）	薏苡仁（ヨクイニン）	葵花子（ヒマワリの種）	玉米（トウモロコシ）
陽桃（ゴレンシ）	冬葵（フユアオイ）	椰子（ヤシ）	芝麻（ゴマ）
獼猴桃（キウイ）	昆布（コンブ）	無花果（イチジク）	甜杏仁（アーモンド）
桑椹（クワの実）	決明子（エビスグサの種）	白果（ギンナン）	榧子（カヤの実）
西瓜（スイカ）	白茅根（チガヤの白根）	番瓜（パンノキ）	烏骨鶏（ウコッケイ）
甜瓜（マクワウリ，メロン）	条叶（クワの葉）	菠蘿（パイナップル）	代代花（ダイダイ）
哈密瓜（ハミウリ）	菊花（キクの花）	檸檬（レモン）	烏梢蛇（カラスヘビ）
苧麻（クロタケイ）	葫蘆（ヒョウタン）	花生（ラッカセイ）	酸棗仁（サネブトナツメの種）
甘蔗（サトウキビ）	冬瓜（トウガン）	蓮子（ハスの実）	麦芽（バクガ）
苦瓜（ニガウリ）	山薬（ヤマイモ）	芡実（ヒシカセイ）	桃仁（モモの種）
越瓜（シロウリ，アオウリ）		胡蘆（ヒョウタン）	郁李仁（ニワウメ、コウメの種）
瓠瓜（ユウガオ）		包心菜（キャベツ）	来服子（ダイコンの種）
蕹菜・空心菜（エンサイ）		黄芽菜（ハクサイ）	甘草（カンゾウ）
落葵（ツジナ）		茼蒿（シュンギク）	火麻仁（ヘンプ麻の種）
蕺菜（ドクダミ）		椿叶（ツバキの葉）	茯苓（ブクリョウ）
馬歯莧（スベリヒユ）		黄花菜（キンシンサイチョウソウ）	荷叶（ハスの葉）
竹笋（タケノコ）		四季豆（インゲン）	鶏内金（ニワトリの胃膜）
芦笋（アスパラガス）		扁豆（フジマメ）	梅（ウメ）
藕（レンコン）		豇豆（ササゲ）	南瓜子（カボチャの種）
茭白（マコモダケ）		土豆（ジャガイモ）	橘（タチバナ）
豆鼓（ハマナットウ）		刀豆（ナタマメ）	醋（ス）
緑豆芽（リョクトウモヤシ）		胡蘿卜（ニンジン）	芋头（サトイモ）
石花菜（テングサ）		山薬（ヤマイモ）	
竜須菜（ヒヒナ）		地瓜（サツマイモ）	
紫菜（ノリ）		百合（ユリ）	
海帯（マコンブ）		香菇（シイタケ）	
鶏胆（ニワトリの胆）		木耳（キクラゲ）	
鴨肉（カモの肉）		銀耳（シロキクラゲ）	
鴨血（カモの血）		猪肉（ブタの肉）	
鵝蛋（ガチョウの卵）		猪肝（ブタの肝臓）	
鯉魚胆（コイの胆）		猪腎（ブタの腎臓）	
鯖魚胆（マサバ、カツオの胆）		猪血（ブタの血）	
鱧魚（ライギョ）		猪肺（ブタの肺）	
蜆（シジミ）		猪蹄（ブタのひづめ）	
螺獅（タニシの一種）		猪心（ブタの心臓）	
螃蟹（カニ）		牛肉（ウシの肉）	
		牛肝（ウシの肝臓）	
		牛肚（ウシの胃袋）	
		牛乳（ウシの乳）	
		鶏血（ニワトリの血）	
		鶏蛋（ニワトリの卵）	
		鵝肉（ガチョウの肉）	
		鵝血（ガチョウの血）	
		鴿肉（ハトの肉）	
		鴿蛋（ハトの卵）	
		鵪鶉肉（ウズラの肉）	
		鵪鶉蛋（ウズラの卵）	
		燕窩（ツバメの巣）	
		鱒鯇魚（ソウギョの種）	
		鯉魚（コイ）	
		鰻魚（ウナギ）	
		青魚（アオウオ）	
		鯽魚（フナ）	
		黄魚（ニベ、イシモチ）	
		鱖魚（ケツギョ）	
		銀魚（シラウオ）	
		鮑魚（アワビ）	
		鮎魚（アユ）	
		墨魚（イカ）	
		亀肉（カメの肉）	
		鼈肉（カメの一種）	
		繁肉（スッポン）	
		牡蛎（カキ）	
		泥鰍（ドジョウ）	
		海蜇（クラゲ）	
		白砂糖（サトウ）	
		冰糖（コオリザトウ）	
		蜂蜜（ハチミツ）	
		蜂乳（ロイヤルゼリー）	
		粳米（ウルチマイ）	
		素米（モチキビ）	
		雀麦米（スズメノチャヒキ）	
		黄豆（ダイズ）	
		黒大豆（クロダイズ）	

参考文献については p.19 参照

7. 性質による食材の分類

表1−2 薬膳食材の五味による分類

甘味
胡蘿蔔（ニンジン）／土豆（ジャガイモ）／山薬（ヤマイモ）／芋頭（サトイモ）／荞苣（コールラビ）／地瓜（サツマイモ）／竹笋（タケノコ）／芦笋（アスパラガス）／百合（ユリ）／藕（レンコン）／香菇（シイタケ）／洋磨菇（マッシュルーム）／木耳（キクラゲ）／銀耳（シロキクラゲ）／茭白（マコモダケ）／豆腐（トウフ）／緑豆芽（リョクトウモヤシ）／石花菜（テングサ）／竜須菜（コヒジキ）／紫菜（ノリ）／醋（ス）／猪肉（ブタの肉）／猪肝（ブタの肝臓）／猪腎（ブタの腎臓）／猪血（ブタの血）／猪肺（ブタの肺）／猪肚（ブタの胃袋）／猪蹄（ブタのつめ）／猪心（ブタの心臓）／牛肉（ウシの肉）／牛肝（ウシの肝臓）／牛肚（ウシの胃袋）／牛乳（ウシの乳）／羊肉（ヒツジの肉）／羊肝（ヒツジの肝臓）／羊乳（ヒツジの乳）／青蛙（アオガエル）／海参（ナマコ）／海蜇（クラゲ）／白砂糖／冰砂糖（コオリザトウ）／赤砂糖／蜂蜜（ハチミツ）／蜂乳（ロイヤルゼリー）／茶子油（チャの実をしぼった油）／鶏肉（ニワトリの肉）／鶏肝（ニワトリの肝臓）／鶏蛋（ニワトリの卵）／蛋清（卵白）／鴨肉（カモの肉）／鴨蛋（カモの卵）／鵝肉（ガチョウの肉）／鴿蛋（ハトの卵）／鵪鶉肉（ウズラの肉）／鵪鶉蛋（ウズラの卵）／燕窩（ツバメの巣）／鱔魚（タウナギ）／草魚（ソウギョ）*／鯰魚（ナマズ）／鱠魚（コクレン）／鳳尾魚（エツ）*／鮑魚（アワビ）／常魚（タチウオ）／鰹魚（カツオ）／鯉魚（コイ）／鰻魚（ウナギ）／青魚（アオウオ）／鯛魚（タイ）／鱖魚（ケツギョ）*／銀魚（シラウオ）／黄魚（ニベ科）／鮑魚（アワビ）／鮎魚（アユ）／鱧魚（ライギョ）*／鰺蝦（ボウオエビ）*／河蝦（カワエビ）*／酒（サケ）／咖啡（コーヒー）／麻油（ゴマ油）／猪油（ラード）／粳米（ウルチ米）／糯米（モチ米）／粟米（アワ）／黍米（モチキビ）*／緑毛亀（カメの一種）*／繁窩*／蚶肉（アカガイ）／蛤肉（カラスガイ）／蜆（シジミ）／田螺（タニシの一種）*／蟶蜊（マテガイの一種）*／牡蠣（カキ）／泥鰌（ドジョウ）／高粱（コウリャン）／薏苡仁（ヨクイニン）／莱麦（ハダカムギ）／大麦（オオムギ）／小麦（コムギ）／蕎麦米（ソバ）*／緑豆（リョクトウ）／黄豆（ダイズ）／黒大豆（クロダイズ）／赤小豆（アズキ）／豌豆（エンドウ）／蚕豆（ソラマメ）／玉米（トウモロコシ）／芝麻（ゴマ）／冬葵（フユアオイ）*／枳殻（ミカンの一種）*／甜杏仁（アーモンド）／榧子（カヤの実）／烏骨鶏（ウコッケイ）／烏梢蛇（カラスヘビ）*／酸棗仁（サネブトナツメの種）／麦芽（バクガ）／扁豆（フジマメ）／甘草（カンゾウ）／火麻仁（ヘンプ株の種）*／決明子（エビスソウの種）／荻苫*／白茅根（チガヤの白根）／鶏内金（ニワトリの胃膜）／蝮蛇（ライゴ）*／茘枝（ライチ）／竜眼肉（リュウガンニク）*／大棗（ナツメ）／胡桃仁（クルミ）／栗（クリ）／松子（マツの実）／石榴（ザクロ）／楊梅（ウメの一種）*／櫻桃（サクランボ）／桃（モモ）／李（スモモ）／葡萄（ブドウ）／枸杞子（クコの実）／葵花子（ヒマワリの種）*／椰子（ヤシ）／無花果（イチジク）／白果（ギンナン）／番木瓜（パパイヤ）／檸檬（カボス）／菠蘿（パイナップル）／苹果（リンゴ）／橘（ミカン）／柑（大型で皮の厚いミカン）／柚（ユズ）／梨（ナシ）／柿子（カキ）／香蕉（バナナ）／枇杷（ビワ）／番茄（トマト）／陽桃（ゴレンシ）／獼猴桃（キウイ）／桑椹（クワの実）／羅汉果（ラカンカ）／芒果（マンゴー）／西瓜（スイカ）／甜瓜（マクワウリ、メロン）／哈密瓜（ハミウリ）／地瓜（サツマイモ）／花生（ラッカセイ）／芋莱（クログワイ）／蓮子（ハスの実）／芡実（ケンジツ）／菱（ヒシ）／甘蔗（サトウキビ）／南瓜（カボチャ）／冬瓜（トウガン）／黄瓜（キュウリ）／絲瓜（ヘチマ）／越瓜（シロウリ、アオウリ）／瓢瓜（ユウガオ）／葫蘆（ヒョウタン）／菠菜（ホウレンソウ）／芹菜（セロリ）／包心菜（キャベツ）／蕹菜・空心菜（エンサイ）／黄芽菜（フジナ）／落葵（ツルムラサキ）／黄花菜（キバナワスレグサ）*／芥菜（カラシナ）／四季豆（インゲン）／扁豆（ナタマメ）／刀豆（ナタマメの種）／茄子（ナス）／山楂（サンザシ）／杏（アンズ）／筒蒿（シュンギク）／芸苔（アブラナ）／莴苣（レタス）／枸杞苗（クコの苗）

表1-2（つづき）

甘味（つづき）	酸　味	苦　味	辛　味
萝卜（ダイコン）	山楂（サンザシ）	苦瓜（ニガウリ）	槟榔（ビンロウ）
慈姑（クワイ）	番石榴（グァバ）	莴苣（レタス）	韭菜（ニラ）
茶叶（チャの葉）	杏（アンズ）	枸杞苗（クコの苗）	茼蒿（シュンギク）
八角茴香（ダイウイキョウ）	梅（ウメ）	椿叶（ツバキの葉）	芸苔（アブラナ）
豆油（ダイズの油）	檸檬（レモン）	慈姑（クワイ）	芥菜（カラシナ）
酸角（タマリンド）	馬歯莧（スベリヒユ）	豆鼓（ハマナットウ）	胡荽（ジャンツァイ）
茉莉花（ジャスミン）	酢（ス）	鶏胆（ニワトリの胆）	蕺菜（ドクダミ）
桃仁（モモの種）	酸角（タマリンド）	鵝蛋（ガチョウの卵）	辣椒（トウガラシ）
郁李仁（ニワウメ、コウメの種）	烏梅（ウメを干していぶした物）	鯉魚胆（コイの胆）	萝卜（ダイコン）
桑叶（クワの葉）	香櫞（シトロン）	青魚胆（アオウオの胆）	蒟蒻（コンニャク）
菊花（キクの花）	荔枝（ライチ）	茶叶（チャの葉）	洋葱（タマネギ）
南瓜子（カボチャの種）	石榴（ザクロ）	啤酒花（ホップ）	大蒜（ニンニク）
葛根（クズの根）	楊梅（ウメの一種）	椒目（サンショウの実）	生姜（ショウガ）
	桃（モモ）	桃仁（モモの種）	葱（ネギ）
	李（スモモ）	荷叶（ハスの葉）	胡椒（コショウ）
	葡萄（ブドウ）	桑叶（クワの葉）	花椒（サンショウ）
	橄欖（カンラン）	槟榔（ビンロウ）	桂皮（ニッキ）
	苹果（リンゴ）	白果（ギンナン）	八角茴香（ダイウイキョウ）
	橘（ミカン）	百合（ユリ）	豆油（ダイズの油）
	柑（大型で皮の厚いミカン）	羊肝（ヒツジの肝臓）	油菜子油（ナタネ油）
	柚（ユズ）	酒（サケ）	茉莉花（ジャスミン）
	梨（ナシ）	醋（ス）	蕺菜（ドクダミ）
	枇杷（ビワ）	代代花（ダイダイ）	梶子花（クチナシの花）
	番茄（トマト）	梶子花（クチナシの花）	小茴香（ウイキョウ）
	胡桃（ゴマシオ）	佛手（ブッシュカン）	佛手（ブッシュカン）
	獼猴桃（キウイ）	郁李仁（ニワウメ、コウメの種）	郁李仁（ニワウメ、コウメの種）
	芒果（マンゴ）	薤白（ラッキョウ）	薤白（ラッキョウ）
	落葵（ツルムラサキ）	決明子（エビスグサの種）	薄荷（ハッカ）
	緑毛亀（カメの一種）	陳皮（ミカンの皮を干した物）	丁香（チョウジ）
	赤小豆（アズキ）	猪肝（ブタの肝臓）	高良姜（コウリョウキョウ）
	酸棗仁（サネブトナツメの種）	竹笋（タケノコ）	香櫞（シトロン）
	佛手（ブッシュカン）	菊花（キクの花）	莱菔子（ダイコンの種）
			陳皮（ミカンの皮を干した物）
			茴香（ウイキョウ）
			砂仁（シュクシャの種）
			肉豆蔻（ニクズク）
			白芷（ヨロイグサ）
			紅花（ベニバナ）
			黄芥子（カラシ）
			芋头（サトイモ）
			芸苔（コールラビ）
			酒（サケ）
			菊花（キクの花）
			香薷（コウジュ）
			葛根（クズの根）
			紫蘇（シソ）
			芹菜（セロリ）

表1-2（つづき）

鹹　味	渋（渋）味	淡　味
海帯（マコンブ）	番石榴（グアバ）	冬瓜（トウガン）
鶏血（ニワトリの血）	菠蘿（パイナップル）	葫芦（ヒョウタン）
鴨血（カモの血）	柿子（カキ）	四季豆（インゲン）
鴿肉（ハトの肉）	蓮子（ハスの実）	薏苡仁（ヨクイニン）
鱔魚血（タウナギの血）	芡実（ケンジツ）	玉米須（トウモロコシのヒゲ部分）
墨魚（イカ）	椿叶（ツバキの葉）	茯苓（ブクリョウ）
亀肉（カメの肉）	海蜇皮（クラゲの皮）	
螃蟹（カニ）	高粱（コウリャン）	
海蜇皮（クラゲの皮）	白果（ギンナン）	
淡菜（カイの干物）	荷叶（ハスの葉）	
食盐（ショウエン）	冬瓜（トウガン）	
醤油（ショウユ）		
昆布（コンブ）		
石花菜（テングサ）		
紫菜（ノリ）		
猪肉（ブタの肉）		
猪腎（ブタの腎臓）		
猪蹄（ブタのひづめ）		
狗肉（イヌの肉）		
鴨肉（カモの肉）		
鴿蛋（ハトの卵）		
黄魚（ニベイとモチ）		
鮑魚（アワビ）		
蜆（シジミ）		
田螺（タニシ）		
牡蛎（カキ）		
海虾（ウミのエビ）		
海参（ナマコ）		
海蜇（クラゲ）		
粟米（アワ）		
大麦（オオムギ）		
決明子（エビスソウの種）		

参考文献については p.19 参照

表1−3　薬膳食材の帰経による分類

心	肝	胆
山薬（ヤマイモ）	松子（マツの実）	酸棗仁（サネブトナツメの種）
地瓜（サツマイモ）	梅（ウメ）	
洋葱（タマネギ）	李（スモモ）	
大蒜（ニンニク）	枸杞子（クコの実）	
豆腐（トウフ）	番茄（トマト）	
黄豆芽（マメモヤシ）	絲瓜（ヘチマ）	
緑豆芽（リョクトウモヤシ）	芹菜（セロリ）	
猪肉（ブタの肉）	蕹菜・空心菜（エンサイ）	
牛肉（ウシの肉）	枸杞苗（クコの苗）	
荔枝（ライチ）	黄花菜（キバナワスレグサ）	
竜眼肉（リュウガンニク）	芥菜（カラシナ）	
楊梅（ウメの一種）	石花菜（テングサ）	
西瓜（スイカ）	兎肉（ウサギの肉）	
甜瓜（マクワウリ，メロン）	鶏肝（ニワトリの肝臓）	
哈密瓜（ハミウリ）	鶏胆（ニワトリの胆）	
落葵（フジナ）	鴿肉（ハトの肉）	
辣椒（トウガラシ）	鱔魚（タウナギ）	
百合（ユリ）	帯魚（タチウオ）	
藕（レンコン）	鯉魚胆（コイの胆）	
鶏血（ニワトリの血）	青魚胆（アオウオの胆）	
牡蛎（カキ）	鮑魚（アワビ）	
海参（ナマコ）	墨魚（イカ）	
茶叶（チャの葉）	鱉肉（スッポン）	
酒（サケ）	蚌肉（カラスガイ）	
桂皮（ニッキ）	河蝦（カワのエビ）	
小麦（コムギ）	螃蟹（カニ）	
緑豆（リョクトウ）	海蜇（クラゲ）	
赤小豆（アズキ）	海蜇皮（クラゲの皮）	
酸棗仁（サネブトナツメの種）	淡菜（カイの干物）	
桃仁（モモの種）	赤砂糖（アカザトウ）	
茯苓（ブクリョウ）	醋（ス）	
紅花（ベニバナ）	八角茴香（ダイウイキョウ）	
蕹菜・空心菜（エンサイ）	雀麦米（スズメノチャヒキ）	
冬瓜（トウガン）	芝麻（ゴマ）	
甘草（カンゾウ）	昆布（コンブ）	
蓮子（ハスの実）	烏骨鶏（ウコッケイ）	
大棗（ナツメ）	小茴香（ウイキョウ）	
栗（クリ）	烏梢蛇（シマヘビ）	
桜桃（サクランボ）	香櫞（シトロン）	
	決明子（エビスグサの種）	
	荷叶（ハスの葉）	
	烏梅（ウメを干していぶした物）	
	茶叶（チャの葉）	
	桜桃（サクランボ）	
	桑椹（クワの実）	
	韮菜（ニラ）	
	落葵（フジナ）	
	馬歯莧（スベリヒユ）	
	鶏血（ニワトリの血）	
	鳳尾魚（ハス）	
	亀肉（カメの肉）	
	酒（サケ）	
	桂皮（ニッキ）	
	油菜子油（ナタネ油）	
	代代花（ダイダイ）	
	梔子花（クチナシの花）	
	桃仁（モモの種）	
	薄荷（ハッカ）	
	紅花（ベニバナ）	
	桑叶（クワの葉）	
	荔枝（ライチ）	
	枇杷（ビワ）	
	菠菜（ホウレンソウ）	
	酸棗仁（サネブトナツメの種）	
	佛手（ブッシュカン）	
	菊花（キクの花）	
	山楂（サンザシ）	
	海参（ナマコ）	
	番木瓜（パパイヤ）	
	木耳（キクラゲ）	
	猪肉（ブタの肉）	
	猪肝（ブタの肝臓）	
	牡蛎（カキ）	
	紫菜（ノリ）	
	蜆（シジミ）	
	橘（ミカン）	

表1-3（つづき）

肺	脾	脾
胡桃仁（クルミ）	羊肉（ヒツジの肉）	高良姜（コウリョウキョウ）
杏仁（アンズ）	狗肉（イヌの肉）	火麻仁（ヘンプ麻の種）
白果（ギンナン）	鶏肉（ニワトリの肉）	莱菔子（ダイコンの種）
橘（ミカン）	鴨肉（カモの肉）	陳皮（ミカンの皮を干した物）
梨（ナシ）	鵝肉（ガチョウの肉）	藿香（カワミドリ）
柚子（ユズ）	鶉鴉肉（ウズラの肉）	砂仁（ショウシャの種）
花生（ラッカセイ）	草魚（ソウギョ）	肉豆蔲（ニクドクの胃膜）
荸薺（クログワイ）	鳳尾魚（サヨリ）	茘枝（ライチ）
甘蔗（サトウキビ）	鯉魚（コイ）	竜眼肉（リュウガンニク）
冬瓜（トウガン）	鯛魚（カツオ）	梅（ウメ）
葫芦（ヒョウタン）	青魚（アオウオ）	花生（ラッカセイ）
芥菜（カラシナ）	鯛魚（タイ）	胡荽（ヒョウタン）
胡荽（ドクダミ）	鱖魚（ケツギョ）	黄姜（キャンツァイ）
蕺菜（ニンジン）	鱸魚（スズキ）	黄姜菜（キャベナチャセキ）
胡蘿蔔（ニンジン）	鮎魚（アユ）	芥椒（カラシナ）
芦筍（アスパラガス）	鱒魚（ライギョ）	辣椒（トウガラシ）
銀耳（シロキクラゲ）	蛙肉（カエルの肉）	胡蘿蔔（ニンジン）
豆豉（ハマナットウ）	白砂糖	蕪（レンコン）
紫菜（ノリ）	醤油	鱔魚（タウナギ）
海帯（コンブ）	花椒（サンショウの実）	鮹魚（タチウオ）
鴨蛋（カモの卵）	椒葉油（ラード）	鰻魚（ウナギ）
燕窩（ツバメの巣）	糯米（モチ米）	赤砂糖
鱔魚（タウナギ）	粳米（ウルチ米）	蜂蜜（ハチミツ）
鰻魚（ウナギ）	糯米（モチキビ）	八角茴香（ダイウイキョウ）
亀肉（カメの肉）	高粱（コウリャン）	粟米（アワ）
蜂蜜（ハチミツ）	薏苡仁（ヨクイニン）	雀麦（スズメノチャヒキ）
生姜（ショウガ）	蕎麦（ソバ）	甜杏仁（アーモンド）
葱（ネギ）	大麦（オオムギ）	佛手柑（コウタチ）
冬瓜（トウガン）	黄豆（ダイズ）	酸棗仁（サネブトナツメの種）
甜杏仁（アーモンド）	黒大豆（クロダイズ）	香櫞（シトロン）
梔子花（クチナシの花）	豌豆（エンドウ）	烏梅（ウメを干していぶした物）
佛手（ブッシュカン）	蚕豆（ソラマメ）	紫蘇（シソ）
鶏舎（ライチョウ）	玉米（トウモロコシ）	荷叶（ハスの葉）
薄荷（ハッカ）	樒子（カヤスミ）	落葵（フジツル）
丁香（チョウジ）	茉莉花（ジャスミン）	馬歯莧（スベリヒユ）
白芷（ヨロイグサ）	麦芽（バクガ）	生姜（ショウガ）
白茅根（チガヤの白根）	扁豆（フジマメ）	桂皮（ニッキ）
黄芥子（カラシ）	甘草（カンゾウ）	小茴香（ウイキョウ）
松子（マツの実）		郁李仁（ニワウメ、コウメの種）
葡萄（ブドウ）		丁香（チョウジ）
苹果（リンゴ）		茯苓（ブクリョウ）
枇杷（ビワ）		胡椒（コショウ）
羅漢果（ラカンカ）		山楂（サンザシ）
狐茅（ユウガオ）		南瓜（カボチャ）
萝卜（ダイコン）		大蒜（ニンニク）
		無花果（イチジク）
		白果（ギンナン）
		大棗（ナツメ）
		包心菜（キャベツ）
		山薬（ヤマイモ）
		地瓜（サツマイモ）
		香菇（シイタケ）
		猪肉（ブタの肉）
		牛肉（ウシの肉）
		赤小豆（アズキ）
		泥鰍（ドジョウ）
		葛根（クズの根）
		芦筍（アスパラガス）
		蓮果（ハスの実）
		苹果（リンゴ）
		芋头（サトイモ）

表1-3（つづき）

腎	胃	
獼猴桃（キウイ）	醤油（ショウユ）	檳榔（ビンロウ）	黄瓜（キュウリ）	糯米（モチ米）
黄魚（ニベヒトモチ）	花椒（サンショウ）	石榴（ザクロ）	丝瓜（ヘチマ）	高梁（コウリャン）
海蝦（ウミのエビ）	八角茴香（ダイウイキョウ）	桃（モモ）	越瓜（シロウリ，アオウリ）	葱茇豉（ヨウイニン）
青蛙（アオガエル）	昆布（コンブ）	地瓜（サツマイモ）	莜菜（ホウレンソウ）	葱（ソバ）
粟米（アワ）	烏骨鶏	土豆（ジャガイモ）	芹菜（セロリ）	大麦（オオムギ）
胡桃仁（クルミ）	砂仁（ショウガの実）	竹笋（タケノコ）	韭菜（ニラ）	緑豆（リョクトウ）
枸杞子（クコの実）	鴨肉（カモの肉）	香菇（シイタケ）	筒蒿（シュンギク）	豌豆（エンドウ）
白果（ギンナン）	桂皮（ニッキ）	洋蘑菇（マッシュルーム）	包心菜（キャベツ）	蚕豆（ソラマメ）
蓮子（ハスの実）	丁香（チョウジ）	木耳（キクラゲ）	芥菜（カラシナ）	玉米（トウモロコシ）
茨実（ケンジツ）	茴香（ウイキョウ）	鮎魚（ナマズ）	莴苣（フジマメ）	昆布（コンブ）
枸杞苗（クコの苗）	韭菜（ニラ）	鰣魚（ブクリン）	扁豆（フジマメ）	茉莉花（ジャスミン）
鶏蛋（ニワトリの卵）	刀豆（ナタマメ）	蜆（シジミ）	刀豆（ナタマメ）	佛手（ブッシュカン）
鴿肉（ハトの肉）	猪肚（ブタの胃臓）	食塩	茄子（ナス）	扁豆（フジマメ）
鯉魚（コイ）	鰻鱺魚（ウナギ）	胡椒（コショウ）	芋头（サトイモ）	雍白（ラッキョウ）
鮑魚（アワビ）	鮑魚（アワビ）	秫米（モチキビ）	葛根（クズの根）	丁香（チョウジ）
鮎魚（アユ）	鱉肉（スッポン）	枳殻（ミカンの一種）	芦笋（アスパラガス）	甘草（カンゾウ）
墨魚（イカ）	紫菜（ノリ）	酸角（タマリンド）	洋葱（タマネギ）	高良姜（コウリョウキョウ）
蚌肉（カラスガイ）	泥鳅（ドジョウ）	代米（ダイダイ）	大蒜（ニンニク）	米麻子（ダイコンの種）
河蝦（カワのエビ）	海蟄（クラゲ）	大栗（クリ）	銀耳（シロキクラゲ）	藿香（カワミドリ）
海蜇（クラゲ）	蜆（シジミ）	楊梅（ヤマモモ）	豆腐	砂仁（ショウガの種）
海蟹（カニ）		李（スモモ）	豆豉	肉豆蔲（ヨロイクサ）
淡菜（カイの干物）		椰子（ヤシ）	猪肉（ブタの肉）	白正（ヨロイクサ）
食塩		无花果（イチジク）	牛肉（ウシの肉）	蜂蜜（ハチミツ）
黒大豆（クロダイズ）		番木瓜（パパイヤ）	羊肉（ヒツジの肉）	甜杏仁（アーモンド）
芝麻（ゴマ）		酸橙欖（カンラン）	狗肉（イヌの肉）	權子（カヤの実）
小茴香（ウイキョウ）		菠蘿（パイナップル）	鶏肉（ニワトリの肉）	桃仁（モモの種）
決明子（エビスグサの種）		栗（ミカン）	鴨肉（カモの肉）	梅（ウメ）
栗（クリ）		梨（ナシ）	鶴鶉肉（ウズラの肉）	落葵（フジナ）
葡萄（ブドウ）		柿子（カキ）	燕窩（ツバメの巣）	烏梅（ウメを干していぶした物）
桑椹（クワの実）		香蕉（バナナ）	草魚（ソウギョ）	茶叶（チャの葉）
葫芦（ヒョウタン）		番茄（トマト）	鱖魚（カツオ）	麦芽（バクガ）
黄花菜（キバナワスレグサ）		阳桃（ゴレンシ）	青魚（ニシン）	鯉魚（コイ）
山薬（ヤマイモ）		称猴桃（キウイ）	鱸魚（ケツギョ）	苹果（リンゴ）
銀耳（シロキクラゲ）		芒果（マンゴー）	銀魚（シラウオ）	冬瓜（トウガン）
猪肉（ブタの肉）		西瓜（スイカ）	鱧魚（ライギョ）	蘿卜（ダイコン）
羊肉（ヒツジの肉）		甜密瓜（マクワウリ，メロン）	酒（サケ）	山楂（サンザシ）
狗肉（イヌの肉）		哈密蟹（ハミウリ）	醤油（ショウユ）	南瓜子（カボチャの種）
燕窩（ツバメの巣）		荸薺（クログワイ）	醋（ス）	桂皮（ニッキ）
鱔魚（タウナギ）		菱（ヒシ）	生姜（ショウガ）	藕（レンコン）
		甘蔗（サトウキビ）	葱（ネギ）	
		南瓜（カボチャ）	花椒（サンショウ）	
		苦瓜（ニガウリ）	猪油（ラード）	
			粳米（ウルチ米）	

表1-3（つづき）

大　腸	小　腸	膀　胱
番石榴（グアバ）	越瓜（シロウリ、アオウリ）	田螺（タニシ）
越瓜（シロウリ、アオウリ）	菠菜（ホウレンソウ）	螺螄（タニシの一種）
菠菜（ホウレンソウ）	萵苣（レタス）	青蛙（アオガエル）
萵苣（レタス）	芋头（サトイモ）	玉米須（トウモロコシのヒゲ部分）
馬菌莧（スベリヒユ）	洋蘑菇（マッシュルーム）	茭笋（コールラビ）
芋头（サトイモ）	赤小豆（アズキ）	鮎魚（ナマズ）
茭笋（コールラビ）	郁李仁（ニワウメ、コウメの種）	椒目（サンショウの実）
麻油（ゴマ油）	冬瓜（トウガン）	弥猴桃（キイウイ）
豆油（ダイズの油）	瓠子（ユウガオ）	西瓜（スイカ）
油菜子油（ナタネ油）	冬葵（フユアオイ）	板殻（チガヤの白根）
郁李仁（ニワウメ、コウメの種）	鶏内金（ニワトリの胃膜）	冬瓜（トウガン）
檳榔（ビンロウ）	蕹菜・空心菜（エンサイ）	鶏内金（ニワトリの胃膜）
石榴（ザクロ）	食塩（ショクエン）	菠菜（ホウレンソウ）
桃（モモ）	落葵（ツルムラサキ）	芦笋（アスパラガス）
杏（アンズ）	葫蘆（ヒョウタン）	黄瓜（キュウリ）
冬瓜（トウガン）		茶叶（チャの葉）
土豆（ジャガイモ）		大麦（オオムギ）
洋蘑菇（マッシュルーム）		芹菜（セロリ）
木耳（キクラゲ）		
黄豆芽（マメモヤシ）		
兎肉（ウサギの肉）		
胡椒（コショウ）		
黍米（モチキビ）		
黄豆（ダイズ）		
酸角（タマリンド）		
火麻仁（ヘンプ麻の種）		
胡桃仁（クルミ）		
松子（マツの実）		
椰子（ヤシ）		
柿子（カキ）		
黄瓜（キュウリ）		
蕹菜・空心菜（エンサイ）		
茄子（ナス）		
地瓜（サツマイモ）		
豆腐（トウフ）		
鱥魚（カツオ）		
白茅根（チガヤの白根）		
鶏内金（ニワトリの胃膜）		
花生（ラッカセイ）		

叶顕純：中薬学（上・下），上海中医学院出版社，1988
刘継林：中医食療学，山東科学技術出版社
楊永良主編：中医食療学，中国医薬科学技術出版社，1992

第2編

薬膳のための中医学

◆ ◆ ◆

　中国の「薬食同源」の哲学は，中医学，中薬学，食療学から発生・発展し現在に至っている。中国の伝統医学である中医学は，古代哲学思想を根幹とし，そこから生まれた食文化が薬膳である。つまり，薬膳を学ぶためには，中医学の基礎理論をまず理解する必要がある。本編では，中医学の理論を概説し，薬膳とのかかわりについて論じる。

1. 中医学の特徴

　中医学は，独特な理論体系をもっている中国の伝統医学である。中医学は長期にわたる実践経験を踏まえたものであり，今日においても予防医学，臨床医学に大きな役割を果たしている。中医学の特徴は，次のような三つにまとめられる。

（1）整 体 観

　整体観は，物事を観察し分析するとき，その内部に存在する統一性と関連性を重要視する。中医学は，人間の身体内部の統一性，関連性だけではなく，人体と外部の自然界との相互関係をも考慮している。このような統一性と関連性を認識する方法は，中医学の生理，病理，診察，弁証および治療における身体論においても同様である。

　まず，人間の身体は個々の構成要素が有機的に関連している整体である。解剖的には，臓と腑の区別があり，五臓六腑の内臓，気血津液の基本的な物質，また身体全体にめぐらされている経絡系統などはすべて陰陽五行学説によって統一され，整体的に認識されている。

　体内の気血，臓腑，経絡および各組織，器官は独自の形態と機能をもちながら，相互に作用し，影響し合って生命活動を維持している。体内のどこかに病変が起こると，体を構成する各器官や組織が互いに密接に関係しているため，体表面に現れる。

　整体観から，人体と自然環境との相互関係を考えると，自然界は人間が生存できる環境を提供しているが，その自然界の激しい変化はまた，人体に悪影響を与えることもある。自然環境として，主に季節，気候，地域などは疾病の発生の原因にかかわっている。

（2）弁 証 観

　疾病を弁別あるいは治療するときには，疾病状態は徐々に変化しているため，最初にみた証を重視する。証は，症状ではなく，疾病の経過における邪正闘争と陰陽失調の状態を表している中医学の特別な概念である。証は，証候の意味である。一つの証は，病気の過程のある段階で体の反応状態と邪気の強さなどの多面的な病態を概括するものである。したがって，証は病変の部位，病因，性質，邪気と正気の関係などを表している。証は病態を把握する重要なもので，証がわかれば治療を施すことができる。

　症はただ一つのことを意味し，例えば頭痛を指す。ただ一つの症状に対する治療は，対症的である。中医学では一つの症を手がかりとして，証がわかるまで検討する。例を挙げると，臨床上で黄疸，脇痛，発熱，口苦，便秘，尿が濃い，舌苔黄膩の症状があれば，肝胆湿熱証の判断を下すことができる。このような結論は，病邪が湿熱，病位が肝胆，また邪気と正気の勢いが強い実証の段階を示している。この診断から導かれた治療方法は，熱を清し，気を通利することである。現代医学において，急性肝炎，胆のう炎，胆道結石などの疾患においてこのような証がみられることがある。中医学の病理機序においてもほぼ同一であるため，治療方法は変わらない。しかし，同じ疾患でも違う証がみられる場合は，治療方法も変えなければならない。このことを中医学では，「異病同治」，「同病異治」という。

(3) 弁証論食

証は病態についての中医学的診断であり，弁証は全体的に，動的にとらえるものである。このような中医学の整体観と弁証観の考え方を薬膳に取り入れると，弁証論食（具体的な証によって食事を指導する）になる。薬膳を作るときには，まず証を診断する必要があり，疾病の予防や健康増進のためには，季節（気候の変化）や体質（年齢，性別，職業など）を考慮して薬膳食材を選ぶことが重要である。

2. 中医学における陰陽五行学説

中医学の基礎理論の体系には，陰陽五行，気血津液，臓腑経絡，病因病機，そして治療原則がある。その理論の基盤は古代哲学の考え方であり，中医学の基礎理論が形成されたとき，その時代の哲学思想の影響を受けていると考えられる。この中で最も基本的なものは，陰陽説，五行説，そして元気説である。そこで，中医学の基礎理論の陰陽説と五行説について述べる。

(1) 陰陽説

陰陽説は，中国古代哲学の重要な概念である。古代中国人は，長期間にわたって自然現象を観察して，陰陽という概念を考え出した。陰陽説は，自然界の物質は陰陽両気で構成され，自然界そのものが，この二つの気の対立や統一の結果であり，陰陽は動きによって発生，発展，変化していくと考えられている。

陰陽説の基本的な考えは，自然界ではすべてのものが陰か陽の属性をもち，すべて内部的に陰と陽との両面性をもち，また陰と陽の間には相互依存，相互制約，相互転化の関係があるとしている。

表2−1に示すように，「陽」の基本的性質は，活動的，上昇，温熱，明るい，機能的，機能亢進などで表される。一方，「陰」の基本的性質は，消極的，下降，寒冷，暗い，物質的，機能減退などが挙げられる。

表2−1 陰陽の属性

陽	天	日	昼	上	熱	昇	動	外	明	表	春夏	男	辛甘淡	温
陰	地	月	夜	下	寒	降	静	内	暗	裏	秋冬	女	酸苦鹹	涼

1) 陰陽の相互関係

陰と陽は単独で存在することができない。互いに他方を存在の条件としている。例えば，「上」がなければ「下」は存在しないし，「左」がなければ「右」が存在しない。また，物質の「陰」があるから，機能の「陽」が生じる。

2) 陰陽の対立依存の関係

陰と陽は互いに対立し，また依存して，常に動態的バランスがとれた状態になっている。例えば，「昼」と「夜」の関係がそうである。また，疾病に関しても，陽が勝てば陰が病むといったことが起こり，健康な状態を保つにはバランスをとることがなによりも重要である。

3）陰陽の消長と転化の関係

陰と陽は静止せず，すべての事物は一定の段階に達すると，それぞれ相反する方向へ転化したり交代する。「消長」とは陰陽の量的変化を表し，対立している陰と陽が絶えず強弱盛衰の状態を呈していることである。陽が強くなれば陰が弱くなり，逆も同様である。例えば，冬から春への変化は陰から陽へ，夏から秋，冬への変化は陽から陰への変化を表している。一方，「転化」は質的変化を表し，対立している陰と陽はある一定の段階に進むと，陰陽が逆になることがある。例えば，寒さは一定の段階に達すると熱に変わる。図2－1に，四季の気候における陰陽消長の変化を示した。

4）陰陽の相互利用，相互平衡

陰陽は互いに独立しているものではなく，互いに依存し影響し合う関係にある。中医学における陰陽説は，人体の生理機能や病理的変化を分析したり，臨床における診断と治療のための基礎理論である。したがって，薬膳を学ぶ上では欠かすことのできない学説である。

人体は有機的な統一体であり，組織構造は陰と陽の二つに区分されている。陽は上部，体表，背部，外側，六腑，陰は下部，体内，腹部，内側，五臓である。疾病は，陰陽のバランスが失調して発生すると考えられている。したがって，治療とは陰陽を調整して相対的なバランスをとることである。また，薬物を利用するときの原則も陰と陽の盛衰によって，四性，五味，昇降浮沈などの陰陽の属性を考えて決定する。陰は四性で寒・涼，五味で酸・苦・鹹，作用で沈降・収斂であり，陽は四性で温・熱，五味で辛・甘・淡，作用で昇浮・発散である。

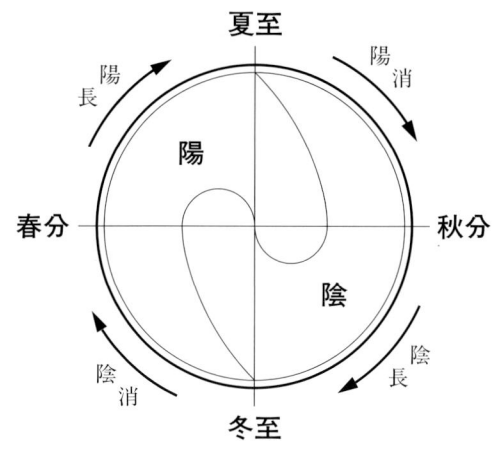

図2－1　四季の気候における陰陽消長の変化

王新华：中医学基礎理論，上海科学技術出版社，1995

（2）五 行 説

古代の人々は，太陽や月を観察し，星を見て気象状況を予測した。また，自然界に起こる現象や数々の経験から，人類の生存に欠くことのできない五つの物質を認識した。木，火，土，金，水，この五つを五行と名付け，宇宙のすべての事物をこの五行で分類し，その基本的な特性をまとめた。例えば，木は生長と昇発や上達の特性，火は温熱と上昇また炎上の特性，土は種を植え収穫し万物を成長変化させる特性，金は収斂と変革の特性，水は滋潤と寒冷また下降の特性をもっている。五行説に基づいて，自然界，人体，栄養における五行の関係図を図2－2に示した。

1）五行の基本内容
① 五行の相生と相克

五行には「相生」と「相克」の関係があり，自然界のすべての事物における運動と変化の法則である。これにより，自然界の生態バランスと人体の生理的バランスが維持されている。「相生」

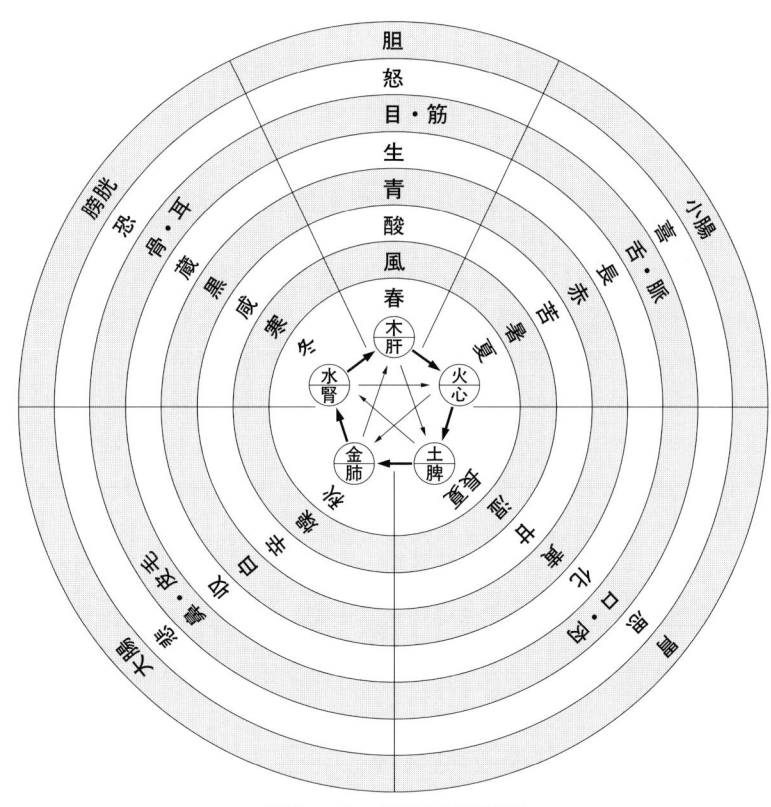

図2-2 五行の関係図

王新华：中医学基礎理論，上海科学技術出版社，1995

の順は木→火→土→金→水となっており，五行の無限の循環を意味し，母子関係にもたとえられている。すなわち，木が燃えて火を生み，火は灰になり土を生み，土の中から金を生み，金は冷えて水を生み（金属は冷えると上に水滴がつく），水のあるところに木を生む……。これが無限に循環していく。

「相克」の順は木→土→水→火→金となっており，五行の互いの力関係を示すものである。木は土の養分を取って育つ，土は水をせき止める，水は火を消す，火は金を溶かす，金は木を切る……，と無限に循環する。

② 五行の相乗と相侮

「相乗(そうじょう)」と「相侮(そうぶ)」は，五行の相克関係の中で現れる異常な現象を意味する。「相乗」とは，相克が過剰となり，異常な状態を生じたことを示す。例えば，木は土の養分を過剰に取り過ぎて枯れることがあるが，これが相乗である。「相侮」とは，相克の関係が逆になることで，反克(はんこく)ともいわれる。相侮は五行の力があり余ったとき，また一方の力が不足したときに，相乗と同時に起こる現象である。

中医学における五行説の運用では，五臓（3.(2)1) 五臓，p.29 参照）といわれる身体の各器官も五行の特性で分類されている。

　a．肝　人体の生理機能の調節，つまり「疏泄(そせつ)」を行い，滞りなく流通させるので，のびや

かな特性を有する木に属する。
 b．心　　「温煦作用」（温める作用）や，火と同様の陽熱特性があるため，火に属する。
 c．脾　　食物から気や血を「化生」（変化させて生み出す）する源である。土と同様に万物を化生する特性があるので土に属する。
 d．肺　　津液（3.(1) 4) 津液，p.28 参照）を全身に行き渡らせて降ろす作用がある。土の中における金の清粛・収斂作用と同一であるため，金に属する。
 e．腎　　水を「つかさどり」（支配する），「精を蔵する」（貯めておく）という機能がある。

　五行の相生関係にある五臓は，相互資生で循環している。肝（木）に蔵している血は心を補う。心（火）の熱は脾を温める。脾（土）は水穀（飲食物）の精微を化生して肺を養う。肺（金）の清粛・収斂作用は降ろす作用で腎を助ける。腎（水）の精は肝を養う。したがって，肝の病変は心に影響することがあり（母の病が子に及ぶ），このときの病理的変化は軽症である。しかし，心に病変が起こり肝に影響した場合は（子の病は母を犯す），重症化することがある。

　五行の相克の関係にある五臓は，お互いに克して循環している。肝（木）は脾気が滞らないように疏泄を行う。脾（土）は運化機能により腎水を制御する。腎（水）は心（火）の亢進を制御する。心（火）は肺の清粛・収斂作用を制御する。肺（金）は気の清粛を降ろす作用で，肝陽の上亢を制御する。肝に病変が起こり脾に影響する病理的変化は，相克の関係であり，重症化することがある。中医学における臨床診断と治療方法は，五行説により判断される。

（3）陰陽五行学説から薬膳を考える

　陰陽の立場から薬膳を考えると，まず薬膳を摂取する人と薬膳のそれぞれの陰陽属性がはっきりとわからなければならない。証には寒，熱，虚，実があり，薬膳には温，清，攻，補の属性がある。例えば，寒証に対して温熱性の薬膳を使い，熱証に対して寒涼性の薬膳を使い，また虚証は補い，実証は攻めるという基本的な原則がある。陰陽依存，陰陽消長などの観点から薬膳を考えれば，薬膳の材料を組み合わせる場合，温性と涼性，補陰と補陽のものを配合しなければならない。

　次に，五行と薬膳の関係をいえば，五行の木は季節は春で，肝が盛んになる時期である（表2－2）。肝が病むと表裏関係の胆も病むことになる。そして，目が充血したり，筋肉，爪に異常が出たりする。顔色が青くなると，肝に異常があることがある。肝を養うのは，酸味のある食材である。酸味の欠乏や過剰は避け，適量摂取することが重要である。

　これらの陰陽五行学説は，古代における自然発生的な哲学であり，現代の科学からみると不合理な点がある。しかし，全面的に否定するのではなく，有効な部分を受け継ぐことが大切である。

表2－2　五行の分類

木	春	東	風	青	酸	雞	李	麦	韭	肝	胆	目	筋	怒
火	夏	南	暑	赤	苦	羊	杏	黍	薤	心	小腸	舌	脈	喜
土	長夏	中	湿	黄	甘	牛	棗	粟	葵	脾	胃	口	肉	思
金	秋	西	燥	白	辛	馬	桃	稲	葱	肺	大腸	鼻	皮毛	悲
水	冬	北	寒	黒	鹹	豚	栗	豆	藿	腎	膀胱	耳	骨	恐

3. 中医学の人体観

（1）気血精津液

　気血精津液は，人体を構成し生命活動を維持する基本的な物質である。また，臓腑経絡，組織器官がそれぞれの生理機能を発揮する基礎になっている。もちろん，気血精津液は臓腑経絡などの正常な生理機能に支配されている。気血精津液学説は，中医学基礎理論の主な部分であり，臓象学説，経絡学説と同じように重要な地位を占めている。

1）気

　気は体内でのエネルギーであり，至るところをめぐり流れている目に見えないものである。気の運動と変化によって，生命活動を解釈する。気は，臓腑と組織の機能を表しているので，物質的・機能的な二面性をもっている。体内で最も基本的な気は，元気あるいは原気，真気と呼ばれる。元気は，分布している部位によって種類がある。例えば，胸中の気は宗気，脈管外を流れている気は衛気，血とともに脈管内をめぐっている気は営気，経絡に流布している気は経気である。また，心気，肺気，脾気，肝気，胃気，腎気などの臓腑の気がある。

① 気の生成

　気は，腎に貯蔵されている精気と，脾胃から吸収された水穀の精微物質，および肺から吸い込んだ清気という三つのものが混じって作り出されたものと考えられている。したがって，肺，脾，腎の機能は気を産生するという点で，非常に重要な役割を果たしている。その中でも特に，脾胃の働きは重視しなければならない。

② 気の働き

次の五つにまとめることができる。

　a．推動作用　　人間の身体の生長発育および内臓の生理活動，例えば血液の循環，栄養物質の吸収，津液の代謝などはすべて気の推動作用である。

　b．温煦作用　　人間の体温を維持して，また各臓腑器官などの組織の生理活動を促進するエネルギーは，気の温める作用である。

　c．防御作用　　外邪の体表への侵入を防ぎ，身体を守る自然抵抗力を表す。体内の正気が強いかぎり，風邪をひくことは少なくなるわけである。また，病気にかかっても早く回復する。

　d．固摂作用　　体液が漏出するのを防ぐ作用である。血液が脈管外に漏れないように，また汗・尿および他の分泌液が過度に出ないようにする作用をいう。

　e．気化作用　　気化とは，気の運動と変化を指す。気化によって血液を生み出し，津液の代謝も正常に行われるようになる。また，気血精津液など異なった物質の相互転換，相互化生や，物質と機能との転換，体内の新陳代謝なども気化と呼んでいる。

　気の運動状態は気機と称され，昇降出入の四つがある。例えば，呼吸運動，消化吸収，血液循環，津液代謝などは，すべて気の昇降出入により起こる。また，昇降出入は臓腑経絡の生理機能の具体的な表現ともいえる。例えば，臓の昇，腑の降，また肺の宣粛（静かに全身に広がる働き），脾胃の昇降などはいずれも昇降出入の例である。

2）血

血は，血管中を流れめぐっている赤い液体である。血は，脾胃から吸収された水穀（飲食物）の精気が，営気と腎に貯蔵されている水穀の精微と肺の作用を通じて赤くなり生じたものである。血は生成されたのち脈管中をめぐっているが，五臓それぞれの働きによってその生理機能を発揮することができる。例えば，心によって循環し，肝によって貯蔵され，脾によって制御されている。

血の主な機能は，身体のすみずみにまで栄養物質を運ぶことであり，皮毛，筋骨，経絡，臓腑などはすべて血によって栄養されている。また，人間の精神活動，いわゆる神も血にかかわっていると考えられている。血の循環を正常化するために，少なくとも二つの条件が必要である。一つは正常な脈管系，もう一つは臓腑の正常な生理機能であり，特に心，肺，肝，脾の四つが重要である。

3）精

精は，体内の気によって化生された精微物質であり，体を構成し，また生命活動を維持する基本的な物質である。精は，先天の精と後天の精がある。先天の精とは，生まれつき両親から受けとったもので腎精ともいい，主に生殖にかかわる精である。後天の精は，脾胃の運化，吸収により形成された臓の精をいう。精は，場合によっては生命物質を総称し，人体の正気を意味することもある。精は生理活動をささえており，あまった部分は腎に貯蔵されている。先天の精と後天の精は互いに，依存と促進の関係をもっている。

精には四つの機能があり，生殖をつかさどり，生長と発育を促し，髄を生み出し血を化生し，臓腑を潤す。

4）津　　液

津液は体，内の正常状態の水液を指す。内臓の分泌物，例えば唾液，胃液，腸液なども含まれている。新陳代謝によって排泄されたもの，例えば尿や汗なども津液といわれている。また，津と液との区別もある。津は，稀薄で澄んでサラサラしており，全身を循環し各組織を滋潤する作用があり，体表に涙，唾液，汗として現れる。液は，粘稠性の状態でねっとりして，主に関節，臓腑，脳，髄などの器官に注がれ，滋潤の作用を発揮している。また，津液は五液として，それに対応する五臓で生成されると考えられている。汗（心の液），涕（肺の液），涙（肝の液），涎（脾の液），唾（腎の液）である。

① 津液の代謝

津液の源は飲食物であり，津液の生成は五臓の働きにより，特に脾を中心に，胃，大腸，小腸などの協力のもとで生成される。津液の分布は主に肺，脾，腎である。肺の宣発粛降作用により，水の流れを整える。脾の運化により水穀の精微を吸収し津液を生み出し，またそれを身体の至るところに送り出す。津液は，腎と膀胱の気化作用を受け，外に排泄される尿となる。他には，肝の疎泄作用，三焦の気化作用も津液の輸布に関係している。

② 津液の働き

津液は，皮膚，筋肉，毛髪などを潤し，臓腑を滋養している。また，口，目，鼻など孔竅（あな）に注ぎ，関節腔に流れ込み，骨髄に入り，身体を滋養している。津液は血の基本成分の一つであり，また身体の陰陽を整えている。発汗，排尿により体内の老廃物を排出する。

5）気血関係

気は陽に属し動的なもので，血は陰に属し静的なものである。気は，血に対して主導的に作用する。例えば，気は血を生じ，気は血の循環を促進させ，また気は血が脈管から漏れないように働いている。気が血中に存在しないと，正常な循環が保てなくなる。

6）気と津液の関係

気と血の関係に似ており，気は，津液に対して主導的役割を果たしている。例えば，気は津液を生じ，津液を巡らせ，津液を固める。また，津液と気はともに水穀の精微から作られ，津液が失われれば気も奪われる。

7）血と津液の関係

血と津液はともに液体であり，身体を滋潤と濡養（栄養）する作用をもち，両者ともに陰に属する。脈管を流れている血が脈管外に滲み出てくると，津液になる。また，多量に出血したとき，津液が血液を補充する。

（2）臓腑経絡

臓腑についての認識は，臓象学説といわれる。臓は体内におさまっている内臓のことであり，象は外に現れる生理活動と病理変化のことである。臓腑は，五臓六腑と奇恒の腑を含んでいる。五臓は心，肝，脾，肺，腎であり，主に精気を貯蔵している。五臓の共通の機能は「蔵して瀉せず」で，気血精津液などの精微物質を生み出し，貯える。六腑は，胆，胃，小腸，大腸，膀胱と三焦をいう。六腑の共通の機能は「瀉して蔵せず」で，主にものを運び，すなわち飲食物の受け取りと初歩的な消化を行い，また体に不要な廃物を排出させる。奇恒の腑は，形としては腑に似て，働きは臓に似ており，脳，髄，骨，脈，胆，女子胞などがある。

臓象学説は古代の解剖の知識が基礎となっており，その後，臓腑の生理機能が認識され，五臓間の各種の生理機能は陰陽五行学説の理論を用いて説明することができる。したがって，臓象学説は，中医学理論体系の中で最も核心的なものである。

1）五 臓
① 心

心は血脈をつかさどり，心は神を蔵す（やどすの意味）といわれる。また，心は舌に開竅し，経脈的には小腸に絡し，小腸との表裏関係をもっている。

心の主な機能は二つある。一つは血液循環であり，血液が脈管中を絶え間なく運行し全身を滋養できるのは心の働きによる。もう一つは精神，意識，思惟などの活動を行う。ここで「神」とは，現代医学的には脳の機能にあたるが，中医学では脳の働きはそれぞれ五臓につながっているため，神と心の関係は一番密接であると考えられている。例えば，心の機能が正常であれば，精神や意識もしっかりしており，反応も敏捷でまた思考力もあると考えられている。

② 肺

肺は気をつかさどり，呼吸をつかさどる。また肺は水道を通調し，皮毛をつかさどる。肺は鼻に開竅し，経脈的には大腸に絡し，大腸と表裏関係がある。

肺の主な機能は，呼吸をつかさどり，自然界の清気を体内に吸い込み，体内の濁気を外界に吐き出すことである。肺気の働きを具体的にいえば，「宣発」と「粛降」の両面がある。「宣」（広

く発散し，体外と体表に行きわたらせる）と「粛」（清粛下降）のバランスをよく取れば，肺気の出入昇降もうまくできるようになる。宣発とは，水液を全身に散布させ，体表から汗として排泄することである。粛降とは，水液を膀胱に送り，腎と膀胱の気化作用により尿として体外に排出することである。

中医学の認識で，肺は水液の輸送，排泄を疏通，調節している。これも肺気の宣発と粛降によるものである。肺の生理機能が正常であれば，皮毛と密接な関連がある汗腺の活動も正常で，皮膚には光沢もあり，外邪の侵入に対して抵抗力をもつ。

③ 脾

脾は運化をつかさどり，血を制御し，また筋肉・四肢をつかさどり口に開竅する。脾の運化とは，飲食物の消化・吸収と水液の代謝のことである。飲食物は胃の中に入って，消化され，さらに脾で消化・吸収され，栄養物質に富んだ水穀の精微として変化し，全身に供給される。主に消化と吸収により気血が生成するため，脾は気血の源ともいわれている。また，水液の吸収，輸布も脾により行われている。

脾は気血を生成するだけでなく，血を制御して脈管内を循環させ，外部に溢出させない機能がある。つまり，脾の運化機能が正常であれば，血液循環が正常に行われる。脾の運化作用は，全身の栄養状態とかかわりがあるため，筋骨の壮健や手足の活動にもつながり，また食欲や味覚などにも関連している。

④ 肝

肝は疏泄をつかさどり，血を蔵し，筋をつかさどる。また肝は目に開竅している。疏泄とは発散，昇発のことであり，体全体の気のめぐりを調節する作用がある。人体の内臓，経絡，気血の活動は，"気機"つまり気の昇降出入の運動のことであり，肝の疏泄作用により，気の巡りをよくさせ，身体の各機能が障害なく正常に活動する。疏泄の重要な作用は，胆汁を分泌，排泄することである。肝の疏泄は，精神活動とも関連している。

肝は，血液を貯蔵し，血流量を調節する機能をもっている。肝に貯蔵されている血液は，血量を調節する作用をもっているため，人体各部の生理活動が肝と結びついている。肝血が充足して，筋を養い，目の滋養もできる。したがって，筋と目は肝の状態を反映していると考えられている。

⑤ 腎

腎は精を蔵し，生長・発育・生殖をつかさどる。腎は骨をつかさどり，髄を生じる。腎は水液をつかさどり，耳と二陰に開竅している。経絡的には，膀胱との表裏関係にある。

腎に貯蔵されている精気は，人体の生長・発育・生殖と他の内臓の正常な生理活動を維持する基本的な物質である。その精気は，生まれてから徐々に充実し盛んになるが，加齢に従って消耗し衰える。また骨の生長・発育，受傷をした後の修復も，腎の精気による滋養と推動に基づいている。腎は脳に深く関連して，記憶力，思考力を反映している。

腎は水液をつかさどり，腎の気化作用によって津液の輸布と排泄を調節し，体内の水液を正常に代謝する機能がある。腎の気化作用により，膀胱は尿の貯留と排泄を正常に行い，腎の精気が充実していれば，耳の機能も正常であり，また便の排泄も調節され，性機能もうまく維持することができる。

2）六　　腑

六腑とは，胆，胃，小腸，大腸，膀胱，三焦の総称である。六腑は管状の内臓で，水穀と水液の通り道であり，飲食物は六腑を通過する過程で消化され，糟粕は下へ通降して大便として排出される。

胆は主に胆汁を貯蔵して排泄し，肝の疏泄作用によって小腸に入り消化を助ける。胃は主に飲食物を受納・腐熟させて，消化された水穀を小腸に送る。小腸は胃からの飲食物を受け，清濁を分別し，また体液を吸収する。大腸は水分を吸収した後，便を排出する。膀胱は尿を貯蔵して排出する。三焦は形態的には，上焦・中焦・下焦の総称であり，胸腹腔全域を指している。形態よりも機能が重要で，三焦は気をめぐらせ，全身の気化作用をつかさどる。また，体内で津液の代謝をつかさどり，水穀の消化，栄養物質の輸布，廃物の排泄などを行う。三焦の中で，上焦は気の昇発と宣発を，中焦は脾胃の運化作用を，下焦は糟粕と尿の排出の機能を有している。

人体は一つの整体で，中医学では一つひとつの臓と腑の機能を重視しているが，臓腑の相互関係もよく考慮されている。例えば，心と肺は気と血の関係で密接に関連している。同じように，心と脾，心と肺，心と腎，肺と脾，肺と肝，肺と腎，肝と脾，肝と腎，脾と腎など，五臓的には互いに協力して，それぞれの生理機能を維持している。また，臓と腑，腑と腑の間においても密接な関連をもっている。

3）経　　絡

経絡は体の至るところに分布しており，気血と津液の主な通路であると同時に，人体各部分をお互いに結び付けている働きをもっている。臓腑，器官，孔竅，皮毛，筋肉，骨格などは経絡の連結によって統合され，また全体的にバランスをとって機能している。経絡学説は中医学の中で重要な部分を占めている。経絡には経脈と絡脈という二つの部分があり，経脈は経絡の主幹で一般的には深いところを通っており一定の経絡をもっているが，絡脈は経脈の分枝である。経脈は，正経と奇経に分かれる（表2−3）。

表2−3　十二経脈と奇経八脈

正　経	手の三陰	太陰肺経，少陰心経，厥陰心包経
	手の三陽	陽明大腸経，少陽三焦経，太陽小腸経
	足の三陰	太陰脾経，少陰腎経，厥陰肝経
	足の三陽	陽明胃経，少陽胆経，太陽膀胱経
奇　経		督脈，任脈，衝脈，帯脈，陰蹻脈，陽蹻脈，陰維脈，陽維脈

経絡は，生理的な面では全身に分布し，気血津液は主に経絡を通じて全身に輸布され，濡養・温煦などの作用がある。また，経絡は，臓腑の間，臓腑と体各部分の間でも密接な関連を維持している。経絡の経気により，経絡の反応性と伝導作用を表している。経路系統には基本的に，主経脈とその他の奇経が含まれ，それらが相互に連絡し合って作用を発揮している。

（3）体　　質

体質学説は，『黄帝内経』から始まり，明・清の時代に完成されたものである。この学説は，

主に人間の体の差の特徴を述べている。このような特徴が，どのように生命活動あるいは疾病の発生と進展に働きかけるかを重視している。

体質は個体がそれぞれ生長，発育する過程で形成され，個人の形態構造，機能と代謝において相対的に規定された特性である。生理的には機能，代謝，また外界に対する反応の個人差を表し，個人の疾病の進展に影響する。体質を形成するのに影響を与える主な素因を表2－4に示した。

体質の分類法はいろいろあるが，中医学的なまとめ方を表2－5に示す。

正常な体質は，相対的な概念として成立できるが，実際には，正常と異常の間にははっきりとした境界がないため，正常であっても，ある体質に偏っている場合もある。

表2－4　体質に影響する要因

遺　伝	両親の精気は子の体質にとって最も基本で，先天要因となる。
年　齢	幼年期，思春期，中年期，老年期など加齢により体質も異なる。
性　別	男性は腎（精）で先天（本）となる。女性は肝（血）で先天（本）となる。
地域，気候	体質は特定の地理，気候環境で影響され変化する。
飲　食	飲食慣習を勝手に変えると体質も影響され，病気にかかりやすい。
その他	疾病の罹患，日常生活の習慣，心理状態で体質が変わる。

表2－5　体質の分類

陽熱型	外見壮実，興奮，耐寒，冷物好む，油性皮膚，脱毛，ニキビ，便が硬い，性欲亢進。
陰寒型	機能低下，虚弱体質，疲労，顔色白く，つやがない，髪毛枯れ，風邪を引きやすい。
陰虚内熱型	痩型，ほてり，のぼせ，手のひら多汗，不眠，便秘，口渇，冷水好む，機能虚性亢奮。
陽虚内寒型	体太る，機能低下，冷え，反応渋い，顔色蒼白，唇暗紫，軟便，腹痛下痢起こしやすい。
痰湿型	体白く太る，体が重く，胸腹がはり，下腹部が前に出て，口は甘く感じ，水は飲みたくない。
瘀血型	皮膚（目周囲も）色黒，乾燥，つやがない，唇舌暗紫，指末端青紫，疼痛，腫瘍ができやすい。

（4）中医学の人体観から薬膳を考える

体内の気血津液は絶えず流れ，消耗され，生み出されている。そのため気血津液が不足したり停滞した場合，補気，養血，生津あるいは行気，活血作用のある薬膳を摂取することが望ましい。本書で薦めている薬膳メニューは，いずれもこのような気血津液に対する促進作用をもっている。

また，内臓から薬膳を考えると，病気別，症状別また証的なことはすべて五臓六腑に関連しているため，薬膳材料の帰経をよく考慮することが重要である。例えば，蜂蜜，生姜は肺と脾，大棗（ナツメ），蓮子（ハスの実）は心と脾，胡桃仁（クルミ），韮菜（ニラ），海虾（ウミのエビ），海参（ナマコ）は腎，枸杞子（クコの実），鮑魚（アワビ），鱉肉（スッポン）は肝とかかわりがあり，薬膳はそれぞれ異なった内臓にも働きかけている。したがって，寒熱補瀉の薬膳から始め，次に疾病の予防に効果的な薬膳に挑戦することが好ましい。

4. 中医学の発病観

体の平衡状態を破壊して疾病を引き起こす原因を病因という。疾病の発生，進展および転帰の機序を病機という。中医学の病因病機学説は，中医学の発病観を表している。

(1) 病　　　因

病因には外感六淫，内傷七情，飲食不摂生，房室不摂生，過労，外傷，寄生虫ならびに痰飲・瘀血などさまざまなものがある。古代の医師は，病因を外因（六淫），内因（七情）および不内外因（飲食・怪我・過労など）と大きく三つに分類した（三因学説）。中医学では，弁証して病因を求めることになる。

1) 六　　　淫

六淫は，風，寒，暑，湿，燥，火という6種類の外感病邪の総称である。この六淫には次のような共通点がある。まず，自然界の気候変化，すなわち季節性と地域性である。例えば，春には風が強い，夏には暑さが強い。砂漠は乾燥しているから燥邪による病気が多く，海が近く水が多いところでは湿邪が強い。また，六淫は相兼性（2種類以上の邪が同時に人体を犯すこと）と転化性（疾病の進行過程で互いに影響し合い転化すること）があり，例えば風と寒，湿と熱，また寒と湿はともに体を犯す。また，病気が発生してから外邪が内邪に変わることもあり，特に熱に変わることが最も多くみられる。

内邪は，内風，内寒，内湿，内燥，内火の五つを指し，気血津液と臓腑の生理機能の異常により起こり，六淫外邪に似た病理状態になる。例えば，内風が肝陽，熱極，陰虚，血虚などによる体内の陽気亢盛，あるいは陰虚内熱の病変となる。

2) 七　　　情

中医学では，人間の精神活動には7種類の感情があるといわれている。喜，怒，憂，思，悲，恐，驚であり，これらを七情と呼んでいる。七情は，本来人間の正常な精神活動であるが，激しく変化すると病気を引き起こしたり，病状を悪化させることがある。七情が激しく変化するときは，突然強い精神的な刺激を受けたときや，長期にわたって一定の刺激を受け，許容範囲を超えたときである。

七情が疾病を起こす主な特徴は次のようなものである。

a．気の機能失調が引き起こされる　　精神活動がある限界状態を超えると必ず機能の乱れを起こす。例えば，怒りすぎると胆気が上衝して，頭痛，顔色や目が赤くなる。悲しみまた憂いすぎると，肺気が弱まり，気持ちが落ち込み，疲れやすい，風邪を引きやすい状態になる。喜びすぎると，精神を集中できなくなり，意識の異常が起こりやすくなる。恐れすぎると，気が下に排して，尿や便の失禁が起こりやすくなる。思い悩みすぎると，脾気を損傷し消化機能が弱まり，食欲不振，腹痛の状態になる。驚きすぎると，気が乱れて混乱状態になる。

b．臓腑を損傷する　　七情と五臓は密接なかかわりがあり，例えば怒は肝，喜は心，悲憂は肺，思は脾，恐は腎を傷つける。また，精神の刺激が激しすぎると臓腑の機能失調が起こり，最後には五臓の損傷に至る。これを内傷七情という。

c．熱に変わり陰を傷つけ精血を消耗する　　持続的な精神的ストレスを受けると，憂滞(ゆうたい)して火熱に変わり，その熱は陰血あるいは精血を消耗して気血臓腑の機能を失調させ，陰陽の平衡を破壊し疾病に至る。

3）飲　　　食

　飲食は人間が生きている限り，健康を維持するために必要不可欠のものである。飲食失調になると，病因となってしまう。飲食失調には，主に次の三つがある。

　a．過食あるいは飢餓　　過食は脾胃を損傷して，すぐに食滞(しょくたい)を起こす。症状としては，腹部膨満，腹痛，嘔吐，吐き気，下痢，食欲不振などである。また，栄養過剰になり，肥満，糖尿病，狭心症など心脳血管の疾患が発生しやすくなる。長期間の飢餓あるいは食事制限をすることにより，栄養不良あるいは気血不足を起こし，全身の衰弱と臓腑の機能失調が現れる。

　b．偏　食　　偏食すると，栄養素のバランスがとれず，陰陽失調をまねく。中医学では，辛味は肺，甘味は脾，苦味は心，酸味は肝，咸味は腎というように五つの味が五臓に入り，五臓を養う。しかし長期にわたる五味の偏りは，病気の原因となる。また，生もの，冷たいものを長期にわたり食べすぎると，脾胃の陽気を傷つけ寒湿を生み出す。酒あるいは香辛料などの嗜好品は，脾胃の熱がたまりやすい。

　c．不衛生な飲食　　不衛生なものを食べると，食中毒を起こしやすい。

4）過労と過逸

　適度な運動は体質を強化し，体内の気血の循環と臓腑の機能促進に効果的である。しかし，限度を越えたり，不足すると健康を害する。

　過労とは，肉体労働，頭脳労働および過度な房室（男女の交接）を指す。現代社会では，働きすぎて精神的なストレスがたまり，不眠，めまい，食欲不振，焦躁感などがよくみられる。房室過度になれば，腎精を消耗して，めまい，耳鳴り，腰と膝の無力感，夢精，インポテンツ，生理不順などが現れる。

　過逸(かいつ)とは，運動不足の状態を指す。これは気のめぐりに影響を与えて，気滞血瘀(きたいけつお)あるいは水停(すいてい)痰飲(たんいん)などを起こし，腹満，食欲不振，肥満，無力感などが現れる。

　その他，続発性のものもあり，例えば，痰飲(たんいん)，瘀血(おけつ)，結石と食滞などである。これは，臓腑機能が失調してできた病理産物であるが，二次的に病因として臓腑の機能に悪影響を与える。

5）痰飲と瘀血

　中医学では，痰，飲，水，湿はいずれも水液代謝の障害により生じた病理的産物であり，呼吸系，消化系，循環系，泌尿系とかかわりがある。症状としては喘息，咳嗽，息切れ，動悸，むくみ，嘔吐，腹満，下痢，乏尿などがある。舌診では，一般的に舌質が淡く胖大(はんだい)して，舌苔が厚膩(こうじ)で白い。

　瘀血は，血液の循環が滞り，血液が臓腑経路に停滞して生じる。局部の疼痛，腫塊，出血また皮膚甲錯，目のまわりのくま，青紫舌などがみられる。

（2）病　　　機

　病機(びょうき)とは，疾病の発生，進展および転帰の機序のことである。これは，病気の本質的なものであり，正しい臨床診断と治療に重要となる。

人体における陰陽の消長，気血の生化，営気と衛気の運行などの生理活動は，病邪に対する抵抗力をもっており，「正気」といわれる。人体の正気を障害する「邪気」は，主に六淫，痰飲と瘀血などを指す。中医学では，正気と邪気の闘争という観点で発病機序を考える。病因により，体内の陰と陽の平衡状態が失調して，疾病が発生する。どのような疾病であっても，各症状の出現や経過は，すべて邪正闘争と陰陽失調の現れで解釈する。一般的には，外感熱病（がいかんねつびょう）では邪正闘争が主体であり，内傷雑病（慢性病）では陰陽失調が主体であるといわれる。

1）邪正闘争

　正気と邪気の闘争により，疾病の虚実が決まる。外邪が人体に侵犯すると，正気と外邪が戦い，外感熱病の症状が出てくるため，その経過で判断できる。例えば，風邪を引いたら悪寒，発熱などの症状が現れる。

　邪気が盛んになり正気が弱くなると，病的な反応は激しくなり，高熱，頭痛，咳嗽，腹痛，便秘が起こり，重症の場合は意識障害，痙攣などがみられる。これは，実証（じっしょう）の状態である。邪気がそれ程強くはなく正気の抵抗力も低下していると，正気と邪気の闘争は弱く，虚証（きょしょう）の状態となる。抵抗力すなわち正気が強いときは，邪正闘争により邪に打ち勝ち，疾病は好転に向かう。しかし，抵抗できないときは疾病は慢性化したり，急に悪化することがある。六淫はもちろん，あらゆる病因は体に対してすべて邪であり，すべて邪正闘争から疾病を認識することができる。

2）陰陽失調

　陰陽失調（いんようしっちょう）とは，体内で，各種の病因が陰陽の平衡を失調させ，臓腑，気血，経絡，営衛（えいえい）など，正常な生理活動が破壊された状態である。陰陽失調は，あらゆる病理機序を概括することができ，陰陽の盛衰で各種の疾病の病態変化が判断できるため，病理機序の総綱（そうこう）ともいえる。

　陰陽失調には次のような状態がある。

　a．陰陽の偏盛（へんせい）　　陰と陽は邪。陽邪が盛んになると熱証をきたし，陰邪が盛んになれば寒証をきたし，どちらも実証である。

　b．陰陽の偏衰（へんすい）　　陰と陽は正。陽気が衰えると内寒が起こり寒証をきたし，陰液が足りないと内熱を生じ熱証をきたす。どちらも虚証である。

　c．陰陽の互勝（ごしょう）　　陽熱が強くなれば陰液を消耗し，陰寒が強くなれば陽気を傷つけやすい。

　d．陰陽の互損（ごそん）　　疾病が発展していく過程で，陰虚あるいは陽虚がある程度まで発展すれば，対立しているほうに変わる。これは陰陽偏衰のひどい状態で，「陰損及陽」「陽損及陰」になる。

　その他，陰陽の格拒（かくきょ），陰陽の離決（りけつ），陰陽の亡失（ぼうしつ）などの状態がある。中医学は，病理機序が複雑になっても陰陽で解釈する。

（3）中医学の発病観と薬膳

　疾病の原因を考えながら薬膳食材を選び，配合して薬膳を作ることで，健康増進に寄与できる調理品ができる。まずは，自然界のことを考慮する必要がある。四季と薬膳の関係について解説する。

　中国では，いわゆる暦上の立春，立夏，立秋，立冬を区切りとして，四つの季節に分類している。中医学では，これら四季の気候の変化は人間に大きな影響を与えるものとして，重要視して

いる。自然現象の変化には，風，寒，暑，湿，燥，火の6種類があり，これらを「六気(ろくき)」と呼び，「暑」や「熱」は気温が上昇することを指し，そのときに起こる空気の対流が「風」である。暑，熱が亢進すると「火」になり，一方，気温が低下するのは「寒」，湿度が増加すると「湿」になり，低下すると「燥」になる。それぞれの季節には特徴的な六気があり，これをその季節の「主気(しゅき)」と呼ぶ。春は風，長夏（梅雨の時期）は湿，夏は暑，秋は燥，冬は寒。

気候の変化が異常であったり，六気の変化が強く現れた場合（例えば夏が異常に暑い），また，季節はずれの気候だったりする場合（冬なのに春のように暖かいなど）は，六気が「六淫」に転化して，人体に障害を与えるといわれる。そのため，中医学では，六淫のことを「六邪」とも呼んでいる。

a．春の薬膳 春の主気は「風」。「四季はみな風有り」とか「風は百病の長なり」といわれ，風は体を侵すことが多いとされている。健康な状態であれば，問題ないが，抵抗力が弱くなると，発病させる邪気となり，それが風邪(ふうじゃ)になる。風邪は，上昇や外向きの性質をもっているので，体の上部，つまり頭，鼻，咽喉などを侵す。これを抑えるのが発散作用のある食材である。寒涼性で辛味の薄荷（ハッカ）や，温熱性で辛味の韮菜（ニラ），生姜，葱（ネギ）などが効果的である。また，春は万物の芽吹きと成長の季節。発散作用のある食材に，新鮮な野菜，菜の花，芦笋（アスパラガス），水芹（セリ），ワケギ，グリンピース，竹笋（タケノコ）など，また旬の魚介類である白魚，鯛，鰆（サワラ），ハマグリなどを取り入れる。

b．長夏の薬膳 長夏は湿度の高い時期である。住居の水はけが悪くて湿気がちだったり，特に水中での仕事が長い人や，乾燥していない衣類を身につけていた場合などは，体が湿を感受して，湿邪によって疾病になることがある。湿邪の特徴は重濁(じゅうだく)で下向き。体が重苦しい，浮腫が起きる，下痢をするなどの症状がある。効果的な食材は，清熱利潤作用のある寒性のものである。例えば，西瓜，緑豆，薏苡仁（ヨクイニン：イネ科の薏苡（ハトムギ）の成熟種子），冬瓜など。体内にたまっている水分を尿として出す。

c．夏の薬膳 夏季特有の自然条件は「暑」で，陽気が盛んになる季節である。盛んになりすぎて体調が乱れた状態になること，つまり抵抗力が落ちたときに「暑邪」に侵されることを暑気あたりという。また，夏は「暑」に加えて「湿」の邪にも注意が必要である。予防と治療には，清熱が必要であり，特に寒性，涼性の食材が効果的である。夏に旬を迎える西瓜，甜瓜（メロン，ウリ）などの果物や，黄瓜（キュウリ），番茄（トマト），南瓜（カボチャ）などが最適である。また，これらの夏野菜には水分が多く，ビタミンやミネラルの補給もできる。特に夏は，食欲不振や体力の消耗が激しく，胃腸機能も低下する。脾や胃経に入る，鰻魚（ウナギ），蜂蜜，大棗（ナツメ），豆腐など，口当たりがよく，栄養豊富な食材が理想的である。

d．秋の薬膳 秋季の自然条件は「燥」。大気が乾燥しているため，肺や気管支に支障が起こり，口，鼻，咽喉，皮膚がかさつく，毛髪がぱさつく，などの疾病が多くなる。また初秋には，冬の寒涼と結びついて「涼燥」が多くなる。この時期には，「気」を大いに吸収して，体のバランスを調整することが大切である。食材では，肺経に入る梨，柿子（カキ），橘（ミカンの一種），葡萄，苹果（リンゴ）などの旬の果物，また野菜では，山薬（ヤマイモ），百合根，藕（レンコン）など，そして蜂蜜が効果的である。秋は，何を食べてもおいしい季節である。旬の魚介類では，脂ののった鯖，鰯，秋刀魚，鯵など，果物では，柿子（カキ），葡萄，梨，苹

果（リンゴ），ミカン，野菜では，芋头（サトイモ），地瓜（サツマイモ），山薬（ヤマイモ），そして新米の食材をふんだんに使う。

e．冬の薬膳　冬季の自然条件は「寒」。人体の表面の比較的浅いところで，寒邪を受けやすい。例えば手足が冷えたり，人体の気や血のめぐりが滞って，痛みが現れる。また，冷えると人体の表面が収縮し，熱が外へ出にくく，悪寒や発熱の症状が起こる。予防には，熱性や温性の食材が効果的である。腎経に入って滋養，強壮効果がある，胡桃仁（クルミ），枸杞子（クコの実），白果（ギンナン），海参（ナマコ），大豆，黒芝麻（黒ゴマ），栗，山薬（ヤマイモ），鳥骨鶏（ウコッケイ），桂皮（ニッキ）などが適している。これらを，冬野菜の代表選手である萝卜（ダイコン），胡萝卜（ニンジン），ゴボウ，などと組み合わせるとよい。

現代社会はストレス社会であり，精神的な刺激が過激になり，気血津液の流れと五臓の機能を乱すことがある。そのため，内部的な風，寒，熱，湿，燥などの邪が起こりやすい。これらは，薬膳食材で補瀉することができる。またイライラしたり，不眠や興奮しやすいときは，苦味・涼性の薬膳食材を選んで熱を冷ませば，精神安定の作用をはかることができる。

5. 中医学の診察法

中医学の診察は，望診，聞診，問診，切診という四診が主なものである。四診の方法で患者を検査し病態を把握した後，総合的に分析して正しく弁証を行う。四診をする場合，四診の望・聞・問・切のいずれかに偏ったり省略したりしてはならない。四診のうちでは，望診中の舌診と切診中の脈診が特に重要なものである。

（1）望　　診

望診とは医者が患者の全身，局部の状態を観察し，病態を判断することである。具体的にいえば，患者の神（精神の状態，意識），色，形態ならびに排泄物の性状を観察する。その中で，舌診は中医学の重要な診断法である。望診にはまた，斑疹の観察，顔面部の器官の観察，痰と大小便という分泌物，排泄物の観察などがある。

顔面の光沢は，人体の気血の盛衰を示す。五行説に基づいて色調を，青，赤，黄，白，黒の五つに分類し，望診する。正常な人の顔色は，微黄で紅潤を帯び，つやがある。病気にかかると，顔色にも多少変化が出てくる。顔色の白い人は，虚証と寒証である。例えば，陽気不足の人は顔色が光ったように白く，むくんでおり，血虚の人は顔色が淡白でつやがなくやつれている。また，風寒を受けたときや裏寒で腹痛がみられるときにも，顔色が白くみえる。顔色の赤い人は，主に熱証である。熱邪を受けて，顔面部が赤く目が充血し，また口渇，便秘などがみられる。陰虚内熱の人にもよく顔面紅潮がみられ，随伴症状として舌は赤く，のどの乾燥感，のぼせ，ほてり，煩乾，不眠などがある。顔面の黄色は湿と虚を表す。顔色と全身の皮膚が黄色を呈するのは，「黄疸」である。中医学の中では，陽黄と陰黄の区別があり，顔色に鮮明な黄色を呈するのは湿熱による陽黄であり，急性胆のう炎，黄疸型肝炎などでよくみられる。顔色にどす黒い黄色を呈するのは，寒湿による陰黄であり，慢性肝疾患などでよくみられる。また，顔色が淡黄でひからびむくんで，唇が蒼白で強膜が黄色くないのは虚によるものが多く，貧血症，栄養不良など

でよくみられる。黒い顔色は腎虚と瘀血である。慢性化した疾病で，腎精が虚したり血行が悪くなると，顔色は黒くなる。

舌は，体内気血の盛衰，疾病の性質，重症度などを反映する。舌の変化は，外感熱病と脾胃の疾患の中で，特に敏感に現れる。舌診するときには，主に舌質と舌苔の変化を観察し，舌質の色，舌の形態と動き，舌苔の色と状態などをみる必要がある（表2－6）。

表2－6 舌 診

舌質	色	正常	淡紅色。
		紅	熱証（実熱あるいは虚熱）。舌質深紅を舌絳といい，重症な熱証とする。
		淡	陽気虚弱，気血不足で虚証・寒証・血虚。
		青紫	紅色に青色または藍色をおびるのが舌青紫で，気血運行の停滞，瘀血を意味する。
	形質	―	強硬・痿軟・顫動・歪斜・巻縮。
舌苔	色	正常	薄白。
		白	薄白舌苔，疾病初期によくみられる，例えば風邪症候群など。
		黄	熱証。乾燥は熱邪傷津，厚いのは湿熱。
		黒	病邪がひどく，病気が深く進行。乾燥は熱盛，有根と無根，膩滑は痰湿寒。
	形質	―	厚薄・潤燥・膩腐・剥落。

（2）聞　　診

聞診は，医師の耳で患者の声，呼吸，咳などから病状を調べ，また鼻で患者の身体や呼吸から発散する臭いや各種の排泄物の臭いから，証を判断する。例えば，声が小さく弱くて，とぎれがちであり，聞きとりにくいのは気虚，声が粗く，かすれたり混ざったりして，呼吸が荒いのは外邪による実証。また，痰，膿，大便，尿などが濃厚粘稠で悪臭があるのは，湿熱か熱毒が多い。やや腥臭があり稀薄なのは，虚寒が多い。

（3）問　　診

問診は，病状について患者に質問するものであり，診断の上で重要な方法の一つである。問診においては，患者の訴えは十分に聞き，わかりやすい言葉で質問する。問診の主な内容には，発熱，悪寒，出汗，排便，食欲，睡眠，疼痛などがある。

（4）切　　診

切診は，医師の手で患者の体に触れて病状を調べる方法であり，脈診が主体になっている。以下に，主な脈診を紹介する。

脈は気血の通路であり，脈診を通じて気血の盛衰，病状の順逆，進退を推測，判断することができる。また，証の表裏・寒熱・虚実なども知ることができる（表2－7）。

脈診の方法は，まず患者を正座あるいは仰臥させ，両腕を心臓と同じ高さに置き，手のひらを上に向けさせ，手首の背側にやわらかいしきものを置いてまっすぐに伸ばすようにさせる。患者の橈骨動脈の拍動部位を寸，関，尺の三部に分ける。橈骨茎状突起の部位を「関」とし，関の前（末梢側）を「寸」，関の後（躯幹側）を「尺」とする。医師の指は，人差し指を寸部に中指を関部に薬指を尺部にそれぞれ当てる。両腕に寸，関，尺があり，それぞれに対応する臓腑がある。例えば，右の寸部が肺，右の関部が脾胃，左の寸部が心，左の関部が肝胆，両尺が腎と膀胱である。脈をとるときには，3本の指先を同じ高さに揃え，指先が尺に接触するようにすれば，最も敏感になる。その入れる力の強さにより，「浮取」「中取」「沈取」のとり方がある。脈診する時間としては，早朝が好ましい。なぜならば，早朝は外界の影響をまだ受けていないので，正しく調べることができるからである。

正常な脈は，「平脈」といわれ，拍数は医師の一呼吸の間に4ぐらいで，緩和で均等である。

表2-7　脈　診

分　類	脈　名	脈　象	臨床意味
深　さ	浮脈	軽く触れるとすぐ感じられ，力を入れて触れるとかえって弱くなる	表証，虚証
	沈脈	少し力を入れて初めて触れる	裏証
速　さ	数脈	一息に6回の脈	脈拍が速く，熱証，虚証
	遅脈	一息3回あるいは3回以下	脈拍が緩慢で，陽虚，寒証
広　さ	洪脈	幅が広く，押し寄せるような力も強い	実熱証
	細脈	糸のように細い脈	気血不足，特に血虚と陰虚
強　さ	実脈	三部の脈が有力	実証
	虚脈	三部の脈が無力	虚証
流暢度	滑脈	脈の流れが非常になめらか	健康者，妊婦，痰飲と食滞
	渋脈	なめらかさがない	瘀血，気血不足
緊張度	弦脈	長く，まっすぐ，琴弦を触るような感じ	肝胆の病気，諸痛，痰飲
	緊脈	緊張して，はりつめた感じ	痛証，寒証
その他	結，代，促脈	不整脈の総称	臓気衰弱，瘀血，痰濁

（5）四診と薬膳

薬膳を有効活用するためには，中医学診察の方法を学ぶことが重要である。特に，望診の中では，顔色と舌の観察が一番わかりやすい。証を判別するには，よく望診することが重要である。例えば，顔色が白い，舌質が淡い，舌のまわりに歯痕が残って，舌苔が白く，症状として手足の冷え，下痢ぎみ，食欲不振，浮腫などがみられると寒証の疑いがある。逆に，顔色が紅潮，舌質が赤い，舌苔が黄色または少なく，症状としてほてり，寝汗，不眠，咽乾，便秘などがみられると熱証の疑いがある。熱証に対しては，緑豆，茶，蘿卜（ダイコン），冬瓜，苦瓜，百合，竹筍（タケノコ），芹菜（セロリ），梨，香蕉（バナナ），寒証に対しては，大棗（ナツメ），生姜，大蒜（ニンニク），桂皮（ニッキ），栗，荔枝（ライチ），羊肉，胡椒などがそれぞれ適する食材である。

6. 中医学の弁証法

　四診で病状についての情報を集めた後，中医学の気血，臓腑，病邪などの理論を用いて証を決める。中医学は，弁証による証に従って治療を施す。中医学の診断は，一つひとつの症状をみるのではなく，症状を総合的に分析して証をみるため，「証」と「病」を区別しなければならない。病名がわかっても治療はできないが，証がわかれば病名がわからなくても治療できる。そのため，中医学の診断は，証を弁別することが重要である。中医学の弁証方法は，長い臨床経験により，八綱弁証，気血津液弁証，臓腑弁証，病邪弁証，経絡弁証，六経弁証，衛気営血弁証，三焦弁証などが確立されている。以下，代表的な三つの方法について紹介する。

(1) 八綱弁証

　八綱とは，表，裏，寒，熱，虚，実，陰，陽の八つの基本的な弁証綱領である。望，聞，問，切の四診で全体的な分析を行い，病変部位の深浅，病邪と人体反応の性質，正気と邪気の盛衰，病証の大別などの状態から，表証，裏証，寒証，熱証，虚証，実証，陰証，陽証という8種類の基本証候を解明する。

　八綱弁証は概括的な分析であるため，病気の診断においては，八綱がわかった後に，気血，臓腑，病邪などの弁証を行わなければならない。例えば，熱証という判断を下したなら，さらに熱が気分にあるのか血分にあるのか，どの臓腑の病変なのか，どのような病邪によって引き起こされたのかなどを判断する必要がある。弁証は詳細で具体的かつ明確なものである。八綱は，弁証の基盤になっているので，弁証は必ず八綱から始まる。

1) 表裏弁証

　表と裏は対立している概念で，人体の内外という部位の区分である。一般的には，皮毛，肌膚など病の部位が浅く，浅表の経絡などの部位が表で，臓腑，骨髄などの部位が裏である。病気は表に属すれば軽浅で，裏に属すれば深重になる。理論的にはあらゆる病気において，まず表裏の弁証を行う必要がある。外感熱病に対しても，表裏弁証が最も重要である。外邪が表から裏に入れば病気がひどくなり，裏から表に出てくると病気が軽減することを示す。その表裏的な認識をさらに詳しいところまで進めれば，六経弁証と衛気営血弁証をしなければならない。単純な内傷雑病では，体内から病変を起こすので裏証が多く，表裏を弁別する必要はない。

　表証は，六淫などの外邪が皮毛，口，鼻から身体に侵入して，正気が外邪に抵抗することによって起こされた病証である。表という意味は，病邪が体表にあり，病程が初期で，病状が軽いことを示す。表証の特徴は，急性に発病し，病状が一般的に軽く，病期も短く，また明らかに外邪を受けた原因がある。

　表証の臨床表現には，悪寒あるいは悪風，発熱，頭痛，身痛，脈が浮で，舌苔が薄白であるなどがある。また，鼻づまりや鼻水があり，のどがかゆく痛み，くしゃみや咳が出るなどの症状が起こりやすい。

　表証にはまた，寒熱・虚実の区別がある。表2-8に，表寒証と表熱証を紹介する。

　裏証は，表証の転変から，あるいは外邪が直接裏を犯し，また七情の内傷，飲食と過労に損傷

表2−8　表　証

表　証	表寒証	発熱軽く，悪寒強く，頭身痛ひどく，舌苔薄白潤，脈浮緊。鼻水，痰が稀薄。
	表熱証	悪寒軽く，発熱強く，少汗，のど赤く痛み，舌質赤，舌苔白く乾燥，脈浮緊。

されて発生したものである。裏証の特徴は，極めて範囲が広い。一般的には，表証（半表半裏）でなければ，すなわち裏証である。外感病の中期，晩期また内傷雑病でよくみられる病状である。同じ裏証でも，病変が腑，上，気にあれば軽浅で，臓，下，血にあれば深重になる。裏証は，病因が複雑で，病位が広範囲で病情もひどく，治療方法が多いため，表証のように簡単に治ることが少ない。

　裏証の臨床表現は，寒熱・虚実により区別することができる。

2）寒熱弁証

　寒と熱は，疾病の性質を区別するものである。寒熱の弁証は，病邪が陰邪か陽邪か，人体の陰陽失調が陽虚か陰虚かを弁別する。これによって，温性薬と寒性薬のいずれを用いるかを決定する。

　寒熱弁証するときには，表裏，虚実を一緒に考えなければならない。表裏証，表熱証，虚寒証，虚熱証，裏寒証，裏熱証，実寒証，実熱証など，どの属に分類されるのかを分析する。表2−9に，寒証と熱証を紹介する。

表2−9　寒熱弁証

寒　証	悪寒，顔面蒼白あるいは青色，体をまるめてじっとして寝る，四肢の冷え，口渇がないあるいは口渇して温かい飲み物を欲する，尿量が多い，舌苔が白で潤っている，脈が遅あるいは緊などの症状がよくみられる。また急な嘔吐，下痢，水様性排泄物，腹痛があり温めると軽減する，不消化下痢などの症状がみられる。
熱　証	顔色が赤く，目の充血，高熱，焦躁感がありじっとしていられない，口渇があり冷たい飲み物を欲する，便秘，尿が濃く少量で，舌質が紅絳，数脈がみられる。

3）虚実弁証

　虚と実は，正気と邪気の盛衰を反映するものである。「邪気が盛んになればすなわち実，精気が奪われるとすなわち虚」とは，虚証と実証が発生する基本的な病理機序である。

　虚証は，正気虚弱，正気不足による虚弱症状を意味する。人体の正気から考えると陽気，陰気，精，血，津液および営衛などがあり，陽虚，陰虚，気虚，血虚，津液不足，精虚，営衛虚弱などはすべて虚証の範疇に入る。基本的なものとしては，気虚，血虚，陰虚，陽虚の4種に分かれる。また，臓腑弁証における臓腑の気血陰陽不足の詳細については，気血弁証（（2）気血津液弁証，p.42）と臓腑弁証（（3）臓腑弁証，p.44）を参照されたい。

　実証は，外邪を感受して，疾病の経過で陰陽気血の失調による熱血とか気滞の症状が現れたり，体内の病理産物である痰や瘀血によって発生する。実証の場合は，外邪が盛んで，正気もまだ衰えていないため，邪正闘争は激しい状態を呈する。実証の臨床的特徴は，急性に発病し，疼痛が激しく，嘔吐や下痢や咳嗽や喘息なども甚だしく，便秘や尿量が減少し，脈に力があるなどである。これは，邪正闘争の興奮状態を示す。病理機序から考えると，臓腑の機能失調，気機障

害により形成された痰飲，水湿，食滞，瘀血などの有形的なものが体内に停滞している。この病理産物により発生する症状として，腹脹，腹痛，嘔吐，下痢，浮腫，腫塊などがある。

　虚証と実証は，対立しているものであるが，一定の状況で相互に転化することもある。例えば，疾病の初期では実証が多く，晩期で邪気が少なくなり，正気が非常に消耗すると，虚証を呈する。また正気の不足した状態が続くと，気血と津液の輸布が障害され，痰飲，水湿，瘀血などが出てくると，ひどい症状を起こして，さらに実証あるいは虚実錯雑証に転化することになる。表2－10に，虚証と実証を紹介する。

表2－10　虚実弁証

虚　証	倦怠無力感，息切れ，声に力がない，めまい，目がかすむ，動悸，ぼんやりする，食欲不振，下痢しやすい，脈の微弱などがよくみられる。臨床に際しては裏虚熱証，裏虚寒証の区別がある。
実　証	腹部の膨満と腹痛があり圧痛がつよい，便秘，うわごとをいう，呼吸が荒いなどの状態がある。脈が沈実，舌苔が厚膩などがみられる。同じように，裏寒実証と裏熱実証との区別もある。

4）陰陽弁証

　陰と陽は，すべての証を把握するものである。以上紹介した表裏，寒熱，虚実は，その属性により，陰陽両方に分かれることができる。例えば，裏，寒，虚は陰に，表，熱，実は陽に属する。陰陽弁証は，八綱弁証の中で一番最初に位置している。すなわち，弁証する場合，まず陰陽の分類をしなければならない。しかし，複雑な場合には陰証か陽証か区別できないため，より具体的に弁証することになる。概念としては，陰盛証，陽盛証，陰虚証，陽虚証および亡陽証，亡陰証などがあり，陰盛証はすなわち寒実証，陽盛証はすなわち裏熱証である。表2－11に，陰虚証と陽虚証を紹介する。

表2－11　陰陽弁証

陰虚証	体が痩せて，口とのどの乾燥，顔面紅潮あるいはのぼせ，ほてり，盗汗，尿の色が濃く量が少ない，便が硬い，舌質が赤く表面的には潤いがなく舌苔も少ないあるいは無苔，脈の細数などがよくみられる。その特徴としては，虚熱が明らかなので，乾燥状態また煩躁不安がよく現れる。
陽虚証	寒がり，手足の冷え，口渇がないあるいは口渇して温かい飲み物を好み，自汗，小便の色が澄みあるいは尿量減少しむくみが出て，泥状便，顔色が白く，舌質が淡くて胖大（太って大きいこと），舌苔が白滑，脈が沈遅無力などがよくみられるものである。倦怠無力・息ぎれなど気虚の症状も伴う。

（2）気血津液弁証

　気血津液は，生命活動の基本的な物質であり，絶えず体内をめぐっているものである。もし，気血津液が不足になれば，その運行が障害される。気血津液弁証は，臓象学説の気血の病変で分析し，診断する方法である。表2－12，2－13，2－14に，気血津液弁証を紹介する。

表2−12 気の弁証

①気虚証	倦怠無力感，声に力がない，動くと息切れがし，自汗，脈が虚，舌質が淡などであり，倦怠無力感があり，脈が虚弱で，また体を動かした後，諸症状がひどくなる。
②気脱証	重篤な状態で，呼吸が浅くなり乱れて，意識もうろうになる，出汗がとまらず，顔色が蒼白で，目を閉じ口をあけて，体の力がぬけ，大小便失禁，脈が虚弱で触れにくい，舌質が淡白，舌苔が白潤である。
③気陥証	気虚証がさらに進むとめまい，耳鳴り，息切れ，ひどい無力感，内臓の下垂や脱肛などを伴う。
④気滞証	胸脇や腹部がはって苦しい，激しい場合は疼痛が出て，その疼痛は一時的にひどくなったり軽減したりして，また疼痛の部位は固定せずにげっぷあるいは排気した後軽減する。精神的な素因につながり影響されて，ときには腹部に腫塊が発生するが，おさえるとやわらかい。脈は弦である。
⑤気逆証	気機の昇降失調であり，基本的には気滞証の表現の一種である。咳嗽・喘息がみられると肺気が上逆であり，吐き気・嘔吐・しゃっくり・げっぷなどがみられると胃気が上逆。頭痛・めまい・気が少腹部からのどあるいは胸につきあがれば肝気上逆である。

表2−13 血の弁証

①血虚証	顔色が淡白でつやがないあるいは萎黄，唇や爪の色も白く，頭がふらつく，目がかすむ，動悸，よく夢をみる，手足のしびれ，舌質が淡，脈が細で無力。女性では月経の量が少なく，色が淡く，生理が遅れたり，無月経などがみられる。
②血瘀証	部位は固定し，多くは疼痛（刺痛）を呈し，夜ひどくなることがある。腫塊がみられ，体表的には青紫の包塊が出て，硬い腫塊として触れる。出血がみられ，色が暗く紫で血塊をまじえたタール便。全身の症状は，顔色や目がどす黒い，皮膚が乾燥し粗くてざらざらでつやがない，皮下出血，腹壁静脈の怒張，舌質が暗く紫であるいは紫の斑点がある。
③血熱証	よく出血がみられる。吐血・喀血・血便・血尿・鼻出血・月経過多などの出血があり，出血の量が多く鮮紅あるいは紫黒色を呈する。全身的な症状では，発熱・斑疹・口渇・煩躁・舌質が紅絳・脈が弦数などの熱証を呈し，激しい場合には意識障害がみられる。
④血寒証	手足が冷えて痛み，皮膚の色が暗く紫でまた冷感を伴い，あるいは少腹疼痛，女性では月経がいつも遅れたり，血塊がまじり，色も暗く紫などがみられる。舌質が淡紫，舌苔が白い，脈が沈遅渋あるいは弦。

表2−14 津液の弁証

①津液不足証	口渇で咽喉・口唇・舌・鼻・皮膚などが乾燥して，水が飲みたくなり，便秘，尿が濃く，量が少なく，舌質が紅で舌苔も乾燥。
②痰　証	咳嗽，喀痰，痰が粘稠で吐き出しにくい，胸と腹部がはって苦しい，吐き気，食欲不振，嘔吐，めまい，体が太る，意識障害で咽に痰鳴がある，精神状態の異常，体表局部にやわらかい腫塊などがみられることがある。舌苔が膩，脈が滑。
③飲　証	停滞した部位により異なる。一般的には，腹満，嘔吐，めまい，咳嗽喘息，喀痰が多くて稀薄，胸がはって苦しい，動悸，疼痛，下痢，舌質が淡，舌体が胖大，舌苔が白滑，脈が弦。
④水腫証	水腫は下肢と顔面部によくみられ，ひどくなれば全身がむくみ，津液が腹内にたまると小便不利。舌苔が潤滑，脈が濡緩。

(3) 臓腑弁証

　臓腑弁証は，各臓腑の生理機能と病理特徴を認識し，四診で得た症候を総合的に分析し，臓腑に関連する部位，病因，性質などについて検討するものである。疾病の部位を明らかにして弁証することで，正しい治療ができる。臓腑弁証は，弁証論治の中でも重要な一つである。中医学の他の弁証方法は，例えば八綱弁証，気血津液弁証および病邪弁証など，臓腑につながらなければ治療することはできない。臓腑弁証を行うとき，他の弁証方法もよく参照して，一緒に考えなければならない。

　また，臓腑も五臓を中心とする一つの整体であるので，弁証するときには整体観を用いて臓腑の間の相互関係を重視しなければならない。

1) 心の弁証

　心の主な生理機能は，「血脈をつかさどる」「神を蔵す」であるから，いろいろな原因により心の生理機能を乱し，血脈の運行失調や精神状態の異常を起こしたときは，心の病証として臨床に際しては，動悸，心痛，心煩，不眠，多夢，健忘，意識障害，精神異常，不整脈などがよくみられる。また，舌の病変，例えば舌痛，舌の潰瘍びらんも心の症状に属する（表2-15）。

2) 肺の弁証

　肺の主な生理機能は，「気をつかさどる」「宣粛をつかさどる」「水道を通調する」であるから，宣粛失調，通調失調によるさまざまな症状が肺の病証になっている。具体的にいえば，咳嗽，喘息，喀痰，胸痛，のどと声の異常，鼻づまり，あるいはむくみなどがよくみられる（表2-16）。

3) 脾（胃腸）の弁証

　脾と胃腸の主な生理機能は，「水穀の腐熟，精微の運化，糟粕の伝導」であるから，病理的な変化は消化，呼吸，輸布，排泄などに現れる。具体的な症状は，腹満，腹痛，食欲不振，嘔吐，吐き気，泥状あるいは水様便，げっぷ，しゃっくり，むくみ，内臓下垂などがある（表2-17）。

4) 肝（胆）の弁証

　肝の主な生理機能は，「疏泄をつかさどる」「蔵血をつかさどる」であるから，肝の疏泄が失調すると肝気鬱結となり，鬱して化熱すると肝火上炎あるいは昇動の過激による肝陽上亢となる。肝の蔵血の障害の多くは不足を表す。具体的な症状としては，精神状態の憂鬱，いらいらして怒りやすい，胸脇あるいは少腹部の脹痛，めまい，手足の振顫（ふるえ）あるいはけいれん，黄疸，また目の症状，生理不順，生殖器の病変などがある（表2-18）。

5) 腎の弁証

　腎の主な生理機能は，「精を蔵し」「腎をつかさどり」「髄を生じ，人体の生殖，発育の根本であり」，腎の気化機能は水液代謝を調節する。腎の病証は，主に精髄不足，生殖と発育機能の障害と減退，水液代謝や排泄の障害などに現れる。腎はまた，呼吸機能，髪の毛，耳と大小便の異常にも関係している。具体的にいうと，腎の病証としては，腰痛あるいは腰のだるさ，耳鳴り，難聴，歯の揺れ，脱毛，インポテンツ，夢精，不妊症，月経減少あるいは無月経，むくみ，息切れ，大小便異常などがみられる。膀胱の病変は主に排尿異常で，腎と表裏相関しているから，腎の弁証を考慮して治療を施す。腎の病証は，よく虚証が現れる（表2-19）。

表2-15 心の弁証

①心血虚証	動悸，めまい，不眠，よく夢をみる，物忘れがひどい，顔色が淡白あるいは萎黄で，唇と舌質の色も淡，脈が細弱。
②心陰虚証	煩躁，動悸，不眠，よく夢をみる，五心煩熱，午後の潮熱，盗汗，のぼせ，舌質が紅，脈が細数。
③心気虚証	動悸，息ぎれ，倦怠無力，体を動かした後症状がひどくなり，顔色が淡白，自汗，舌質が淡，脈が虚。
④心陽虚証	動悸・胸痛あるいは胸がはって苦しい，息ぎれ，自汗，寒がり，顔色が白くてつやがないあるいは顔色と唇が青紫で，舌質が暗く紫あるいは淡く胖大，舌苔が白滑，脈が弱あるいは結代など。また手足の冷え，体のむくみなどを伴う。
⑤心陽虚脱証	心陽虚証が進み，冷汗が大量に出る。手足の厥冷，呼吸の微弱，口唇のチアノーゼ，激しい胸痛，脈が微細で触れにくい，意識がもうろうとするなどがみられ，重篤の状態になる。
⑥心火上炎証	煩躁，不眠，顔色が紅，口渇，身熱，便秘，尿の色が濃い，舌質が紅絳，舌苔が黄色い，脈が数などである。また口と舌の潰瘍，びらん，排尿痛，吐血などがある。
⑦心脈痺阻証	動悸・胸痛が上腕の内側あるいは肩と背中までひびき発作性があり，舌質が暗くあるいは紫の斑点がみられ，脈が細渋あるいは結代。

表2-16 肺の弁証

①肺気虚証	咳嗽あるいは声に力がない，息ぎれ，体を動かすともっとひどくなる。自汗，風邪を引きやすい，全身の衰弱，元気がない，顔色が白い，舌質が淡，脈が弱。
②肺陰虚証	から咳，痰が少なく吐き出しにくいあるいは痰に血が混じる，声がかすれて力がない，全身状態としては体が痩せている，顔部の紅潮，潮熱，盗汗，五心煩熱，舌質が紅で潤いがない，脈が細数。
③風寒犯肺証	咳嗽，痰が稀薄で，やや悪寒，発熱，鼻づまり，鼻水，のどがかゆい，あるいは身痛，無汗，舌苔が薄白，脈が浮緊。
④風熱犯肺証	咳嗽，痰が黄色い，鼻づまり，鼻水が粘稠で，発熱，やや悪風，やや口渇，あるいは咽痛，舌質が紅，舌苔が薄黄，脈が浮数。
⑤燥邪犯肺証	から咳，痰が少なく吐き出しにくい，激しい場合胸痛，痰に血が混じる，口・唇・鼻・のどが乾燥，あるいは鼻出血，喀血，発熱，やや悪風，無汗あるいは汗が少ない，便が硬い，尿が少ない，脈が浮数あるいは浮緊，舌苔が薄くて乾燥。
⑥痰熱壅肺証	咳嗽，痰が黄色く粘稠で量が多い，胸がはって苦しい，呼吸が荒い，あるいはのどに痰がたまり，煩躁，発熱，口渇，あるいは膿血痰を吐く，胸痛，便秘。尿が濃い，舌質が紅，舌苔が黄膩，脈が滑数。
⑦寒痰阻肺証	咳嗽，痰が多くて白く稀薄で，胸悶，喘息，喘鳴，寒がり，手足の冷え，舌質が淡，舌苔が白膩あるいは白滑，脈が濡緩あるいは滑。
⑧飲停胸脇証	胸脇部の胸悶と疼痛，咳が出ると痛みが激しくなり，呼吸困難，あるいはめまい，体位を転換するあるいは呼吸するときに季肋部の痛みが出て，舌苔は白滑，脈が沈弦。
⑨風水相搏証	顔面部からむくみが始まり全身にまで及び，尿量減少，発病が速い，また悪寒，発熱，無汗，舌苔が薄白，脈が浮緊，あるいはのどがはれあがって痛み，舌質が紅，脈が浮数。

表2-17 脾(胃腸)の弁証

①脾気虚証	腹脹，食欲不振，泥状便，倦怠無力感，体が重い，元気がないので語りたくない，体が痩せ，顔色が萎黄，あるいは体がむくみ，舌質が淡白，脈が緩弱。
②脾陽虚証	食欲不振，腹満，腹痛が持続するが激しくはなく温めたりおさえると軽減する。寒がり，手足の冷え，顔色が白くてつやがない，口渇はない，泥状便，あるいは体がむくみ，尿量減少，女性はおりものが多くて稀薄，舌質が淡くて胖大，歯痕がのこり，舌苔が白滑，脈が沈遅無力。
③脾虚気陥証	腹部の下墜感，腹がはって苦しい，特に食べた後にひどい，便意が頻繁となり，肛門部の下墜感，あるいは慢性下痢がとまらず，激しい場合脱肛，あるいは子宮下垂。伴われている症状は，倦怠無力，めまい，顔色が白くてつやがない，食欲不振，舌質が淡，舌苔が白い，脈が緩弱。
④脾不統血証	顔色が萎黄あるいは蒼白でつやがない，食欲不振，泥状便，倦怠無力，息切れなどの脾気虚証にまた便血，尿血，皮下出血，衄血，あるいは女性の不正性器出血などがみられ，舌質が淡，脈が細無力。
⑤寒湿困脾証	上腹部の痞えはりあるいは痛み，口の粘り感，食欲不振，吐き気，口渇なし，腹痛，泥状便，顔と体が重くて無力，体がむくみ，尿量減少，あるいは黄疸がみられ色が暗くてつやがない，女性はおりものが多い。舌質が胖大，舌苔が白膩あるいは白滑，脈が緩弱あるいは沈細。
⑥湿熱蘊脾証	上腹部がはって苦しい，食欲不振，吐き気，泥状便，排便した後にもすっきりしない，手足が重い，口渇して多くは飲みたがらず，熱が高くはないが持続して下がらず汗が出ても熱が下がらない，あるいは鮮明な黄疸がみられ，皮膚がかゆい，舌質が紅，舌苔が黄膩，脈が濡数。
⑦胃気虚寒証	上腹部の隠痛，空腹時に生じやすい，食べたり，おさえたり，温めると軽減することが多い，稀薄な呑酸水を吐き出す，あるいは食べた後腹部がはって苦しい。また食欲不振，手足の冷え，倦怠無力。
⑧胃陰虚証	上腹部の隠痛，空腹感はあるが食欲がない，あるいは胸やけ，あるいは上腹部のつかえ感，干嘔，便秘，口とのどの乾燥感，便が硬い，尿が少ない，舌質が紅，潤いがない，脈が細数。
⑨胃熱証	上腹部の灼熱感と疼痛，拒按，食べても空腹感があり，口渇して冷たいものを飲みたい，嘔吐，胸やけ，便秘が生じあるいは歯ぐきの腫脹，疼痛，びらん，出血などがみられる。いずれの場合にも，口が苦い，口臭，口乾，舌質が紅，舌苔が黄色い，脈が滑数。
⑩腸燥津虧証	大便が硬くて便秘したり排便困難であり，数日間において一回しかなく，口乾あるいは口臭，あるいはめまいなどの虚弱状態を伴い，舌質が紅潤しない，脈が細渋。
⑪腸虚滑脱証	長期間にわたり下痢が続き，ときに失禁したり排便後に脱肛し，腹の鈍痛や軽度の不快感があり，全身がかなり虚弱で，虚寒の症状を伴う。
⑫食滞胃腸証	腹満，腹痛，拒按，食欲がない，吐き気，嘔吐，腐臭のあるげっぷや吐物，下痢あるいは便秘，悪臭のある排便や排ガス，排便や排ガスで腹満や痛みが軽減する，舌苔が厚膩，脈が滑あるいは沈実。

表2-18 肝（胆）の弁証

①肝鬱気滞証	精神的な抑うつ感やいらいらがあり，胸脇あるいは少腹部の脹痛，遊走性疼痛，よくため息をつく，あるいは咽頭部の異物感，女性では乳房の脹痛，月経痛，月経不順あるいは無月経。舌苔が薄白，脈が弦。
②肝火上炎証	めまい，頭の脹痛，頭痛が激しい，顔色が赤く，目の発赤，口苦口乾，焦燥感，いらいらして怒りっぽい，耳鳴り，激しい場合は難聴，不眠，よく夢をみる，あるいは季肋部の灼痛，あるいは吐血，瘀血，便秘，尿の色が濃い，舌質が紅，舌苔が黄色い，脈が弦数。
③肝陽上亢証	めまい，耳鳴り，頭脹，頭痛，顔面紅潮，怒りっぽい，不眠，腰がだるい，頭のふらつき，足に力がない，舌質が紅，脈が弦あるいは弦細数。
④肝風内動証	強いめまい，しめつけられたような頭痛，項部のはり，手足のしびれ，筋肉がぴくぴくひきつるなどで，ひどい場合には眼瞼や顔面部がけいれんしたり，口唇，舌，手の指などがふるえたり，言葉がつかえたり歩行障害が生じ，さらに重篤になると四肢のけいれん，脈は弦，舌質が紅，舌苔は乾燥。
⑤肝血虚証	めまい，目がかすむ，視力低下あるいは夜盲症，顔色が白くてつやがない，爪も白くてつやがない，手足のしびれあるいは振顫（ふるえ），筋肉がぴくぴくひきつれる，あるいは運動障害，女性には月経量減少あるいは無月経，舌質が淡，脈が細。
⑥肝陰虚証	肝血虚証にのぼせ，顔面紅潮，咽喉乾燥，五心煩熱，盗汗，あるいは季肋部の隠痛，舌質が紅潤，脈が弦細数。

表2-19 腎の弁証

①腎陽虚証	顔色が白くてつやがないあるいはどす黒い，腰と膝がだるくて冷える，寒がり，倦怠無力，インポテンツ，不妊症，性機能の減退，泥状便，特に夜明け時に下痢，頻尿，夜間尿が多い。舌質が淡，舌苔が白い，脈が沈細無力。
②腎陰虚証	腰と膝が痛んで無力，めまい，耳鳴り，髪の毛が抜け，歯が揺れ，夢精，早漏，女性には月経量が減少あるいは無月経，あるいは不正性器出血，不眠，物忘れがひどい，口とのどの乾燥感，五心煩熱，潮熱，盗汗，午後ののぼせ，体が痩せる，舌質が紅，潤いがない，舌苔が少ないあるいは無苔，脈が細数。
③腎精不足証	小児の生長発育の遅延，泉門の閉鎖遅延，身体の矮小，知能や動作の遅鈍，骨格が弱々しい，成人は不妊症，性機能の減退，早漏，耳鳴り，難聴，物忘れがひどい，下肢に力がない，脱毛，舌質が淡，脈が細弱。
④腎気不固証	腰と膝がだるく無力，倦怠感，耳鳴り，難聴，頻尿，遺尿，排尿の異常，夜間尿が多い，失禁，男性は遺精，早漏，女性は不正性器出血，おりものが多くて稀薄，流産しやすい，舌質が淡，舌苔が白い，脈が弱。

6) 臓腑兼病弁証

　二つ以上の臓腑が同時に発病すれば，臓腑兼病という。臓腑は，臓腑間また各組織器官と関係があり，生理機能において相互依存し，相互制約する関係にあり，協力し合ってバランスを保っている。病変が起こると，臓腑は互いに影響し合って，他の臓腑にも及んでいる。したがって，弁証するときには，よく臓腑の間の主次，先後，因果，生剋（せいこく）などの関係を考えなければならない。表2-20に，臨床でよくみられる証を挙げる。

表2-20　臓腑兼病弁証

①心腎不交証	心煩，不眠，よく夢をみる，動悸，めまい，耳鳴り，物忘れがひどい，腰と膝がだるい，夢精，五心煩熱，あるいは潮熱，盗汗，口とのどの乾燥，舌質が紅，舌苔が少ない，脈が細数。
②心脾両虚証	動悸，不眠，よく夢をみる，めまい，物忘れがひどい，食欲不振，腹脹，泥状便，倦怠無力感，顔色が萎黄，皮下出血，女性は月経量が少ない，色が淡い，また長く続く，舌質が淡また少し胖大で，脈が細弱。
③肝胃不和証	上腹部，季肋部の脹満と疼痛，げっぷ，しゃっくり，呑酸，胸やけ，憂鬱あるいは煩躁，怒りっぽい，よくため息をつく，食欲不振，舌苔が薄白あるいは薄黄，脈が弦あるいはやや数。
④肝鬱脾虚証	胸脇部の脹満疼痛，よくため息をつく，憂鬱，いらいらして怒りっぽい，食欲不振，腹脹，排便がすっきりしない，腸鳴，放屁，腹痛が起こるとすぐ排便したくなる。排便後，疼痛は軽減する，あるいは便が硬くなったり下痢したりする。舌苔は白い。脈は弦。緩弱。
⑤肝火犯肺証	胸脇部の灼痛，いらいらして怒りやすい，頭脹，めまい，顔色が赤い，目の充血，口が苦い，発作性の咳嗽，激しい場合は喀血，痰が粘稠状態で，舌質が紅，舌苔が薄黄，脈が弦数。
⑥心肺気虚証	胸悶，動悸，咳嗽，喘息，息切れ，痰が稀薄，めまい，倦怠感，声に力がない，自汗，顔色が白い，舌質が淡，舌苔が白い，唇と舌がやや紫で，脈が沈弱あるいは結代。
⑦肺脾気虚証	食欲不振，腹脹，泥状便，慢性化している咳嗽，息ぎれ，声に力がない，無力感，痰が稀薄で多い，あるいは顔面部と四肢のむくみ，顔色が白くてつやがない，舌質は淡。舌苔が白滑。脈は細弱。
⑧肺腎気虚証	喘息，息切れ，呼吸が浅い，少し動いただけで呼吸促迫が著しい，声に力がない，自汗，無力感，腰と膝がだるい，舌質が淡，脈が弱。
⑨心肝血虚証	動悸，物忘れがひどい，不眠，よく夢をみる，めまい，目の乾燥，かすみ目，手足のしびれ感，振顫（ふるえ），けいれん，女性は月経不順，無月経，顔色が白くてつやがない，爪にも血色がない，舌質が淡白，脈が細。
⑩肺腎陰虚証	咳嗽，痰が少ない，あるいは痰に血がまじる，口とのどの乾燥，声のかすれ，腰と膝がだるい，骨蒸潮熱，盗汗，のぼせ，体が痩せる，夢精，女性の生理不順，舌質が紅，舌苔が少ない，脈が細数。
⑪肝腎陰虚証	めまい，耳鳴り，物忘れがひどい，口とのどの乾燥，不眠，多夢，季肋部の疼痛，腰と膝がだるい，五心煩熱，盗汗，のぼせ，夢精，女性の月経量が少ない，舌質が紅，舌苔が少ない，脈が細数。
⑫心腎陽虚証	動悸，寒がり，手足の冷え，体のむくみ，小便不利，倦怠無力感，激しい場合はチアノーゼ，舌質が淡くて暗くまた青紫で，舌苔が白滑，脈が沈細微。
⑬脾腎陽虚証	顔色が白くてつやがない，寒がり，手足の冷え，腰と下腹部の冷痛，慢性的な下痢あるいは夜明け時の下痢，全身のむくみ，小便不利，激しい場合は腹脹（腹水），舌質が淡くて胖大，舌苔が白滑，脈が沈遅無力。

（4）中医学の弁証に基づいた薬膳

　弁証は，病気あるいは体質についての中医学の診断方法である。この弁証の結論を踏まえて作られた薬膳は最高のものである。本章において紹介された証で，一番基礎的なものは，寒証，熱証，虚証，実証である。さらに進んで，気血津液弁証，臓腑弁証と病邪弁証などを理解することができれば，薬膳材料の性味，帰経，効用などを参照して，個人の体質に合った薬膳を作ることができる。

　薬膳食材で病気を治すことは難しい。しかし，中医学の基礎理論を基に，その人の体質に合った食材を選び，配合し，調理して，毎日おいしく食べられる薬膳は，健康増進に効果が期待できる。

7. 中医学の治療法

　中医学の治療理論は，治療原則と治療方法の二つに分けられる。具体的な治療方法を述べる前に，治療原則に触れなければならない。ここで，治療原則と治療方法を紹介する。

（1）治 療 原 則

　治療原則とは，具体的な治療方法を決める前提，あるいは総原則となるものである。中医学の臨床における治療の基本的な原則には，主に次のような三つがある。

1）治 病 求 本

　「治病求本」とは，病を治すには必ずその「本（ほん）」を求むとの意味であるが，これは『黄帝内経』に述べられている。これは，弁証論治の根本原則となっている。本は，標に対する概念で，病気の本質，原因，体内の正気，もともとの持病などを指している。治療方針を決めるときには，ただ対症的な治療よりも，疾病の原因あるいは本質的なものに対応して治療を施すことが重要である。また，外邪を除くには，できるかぎり体内の正気を損なわないように注意する必要がある。治療としては，持病を治すまで努力しなければならない。

　一般的に，疾病の症状は本質を反映しており，その症状を分析すれば本質がわかる。その本質は，大まかにいえば，すなわち寒，熱，虚，実などのことである。八綱弁証で，寒証，熱証，虚証，実証が現れると，病変が寒熱，虚実であることが把握できる。これに基づいて，寒証に対しては熱薬を用いてこれを温め，熱証に対しては寒薬を用いてこれを冷まし，また虚証に対しては扶正の薬を用いてこれを補い，実証に対しては祛邪の薬を用いてこれを瀉するという原則を守れば，治療は効果が期待できる。これは，中医学で，「正治（せいち）」といわれる。

　たまに，病気の本質と逆になっている表現もある。例えば「真熱仮寒」，「真寒仮熱」，「真虚仮実」，「真実仮虚」などのようなものである。患者の体質，発病の原因，経過の長さ，精神的な素因などを考えて，四診，特に舌診，脈診を重視して総合的に分析し，ときには「捨症従脈」や「捨脈従症」をして，病気の仮の現象に惑わされずに，疾病の本質を把握しなければならない。これに対して，中医学の中では「寒因寒用」，「熱因熱用」，「通因通用」という治療方針があり，「反治（はんち）」ともいわれ，実際には疾病の本質をねらう「正治」と同じことである。

中医学における治療には，本治と標治に基づいて「急なればすなわちその標を治し，緩なればすなわちその本を治す」という原則がある。例えば，出血の患者においては，出血を起こす原因を問わずにまず止血という標治をはかるべきである。腹水の患者では原因的な本治よりも，まず腹水が多量に停滞していて呼吸を障害するときには，腹水を排出しなければならない。臨床に際しては，「標本同治」の方針もよく使われている。

中医学の治療で「同病異治」と「異病同治」があるが，これは「治病求本」の考えによるものである。同一の病気でも，病の進行段階，病因の病機が異なるとき，治療方法は異なる。また，異なる病気でも病因の病機が同一のときは，治療方法は同一である。

2）扶正祛邪

前述のように，病気が起こるとその病理機序は邪正闘争といえる。これは，外邪による疾病，特に外感熱病の中でよく現れているが，祛邪と扶正は邪正闘争に対する基本的な治療方法である。

単純な実証あるいは虚証に対しては，ただ祛邪の方法あるいは扶正の方法を治療原則とする。しかし，疾病が慢性化すると，邪実正虚という虚実錯雑的な状態になるため，邪気と正気，あるいは実と虚の関連をよく考えた後，「先攻後補」，「先補後攻」，「攻補兼施」という異なった治療原則を行う。

先攻後補は，病邪が強く，まず邪を攻める必要があり，正虚も明らかであるが，特に邪実が正虚を引き起こす原因であるときに適用する。例えば，外感熱病で，邪熱による高熱，腹痛，便秘などを呈すと同時に津液あるいは陰血も消耗され，そのときまず下剤で熱を下せば，邪を除くこともできるし，津液を守ることもできる。

先補後攻は，病邪が強いが，正気が攻める方法に耐えられないで虚する状態に適用する。例えば，風邪を引いて，表寒証が現れた上に裏虚により，下痢がみられるときには，まず裏虚を補って正気を助けて，下痢を止める。裏虚の状態を基本的に改善した後，必要に応じてまた解表剤を与える。

攻補兼施は，一般的に最もよく使われている方法である。臨床上で，邪気と正気が対立して，どちらも特にひどくはない，あるいは祛邪すれば正気を損なう心配がある，あるいは扶正すれば祛邪の助けになるときに適用する。例えば，虚弱体質で風邪の場合，中医学の治療では，助陽解表，益気解表，養血解表および滋陰解表などの方法を適用する。

扶正と祛邪は，標本治則からも認識ができるが，決められた原則から，臨機応変に対処して，具体的な方法を選ばなければならない。

3）調整陰陽

中医学では陰陽のバランスがとれていることが健康であり，疾病は陰陽のバランスが失調している状態と考えられる。そのため，病気が発生した場合，失調している陰陽のバランスを調達することが治療の方法である。陰陽の立場からその病理機序を分析し，陰陽の治療原則の一つは，偏勝と偏衰を整えなければならないということである。

陰陽偏勝とは，陰邪と陽邪が盛んになったことを指す。中医学で，「陰勝ればすなわち陽病む」「陽勝ればすなわち陰病む」との言い方があり，陰邪が強ければ陽気が損なわれ，陽邪が強ければ陰液が奪われることを指す。それゆえ，単純な場合には，清熱あるいは散寒の方法で治療

すればよいが，陽虚あるいは陰虚を伴ったときには補腸や滋陰の方法も必要である。要するに，偏勝は陰陽の「有余」であるから，「その有余を損なう」つまり瀉の方法が基本的なものである。

陰陽偏裏とは，体内の陰液あるいは陽気が衰弱しているのを指す。陰虚による虚熱証と陽虚による虚寒証に対しては，清熱剤あるいは散寒剤よりも，滋陰と温陽の方法が最も根本的な治療である。どちらも不足による虚証であるから，補の方法が基本的なものになる。また，補陰と補陽するには，陰陽互根のことをよく考えて，陰の中に陽を求む，陽の中に陰を求む，つまり，補陽するときには補陰薬の配合，補陰するときには補陽薬の配合をすることに注意する。

(2) 治療方法

治療方法には，内治法と外治法がある。内治法は主に食療中薬や薬物の内服による治療方法で，外治法は針灸，推拿，薬物の外用などによる治療法である。ここでは，食療中薬や薬物の内服による内治法を紹介する。

1) 解表法

解表法とは汗法で，辛散透発の方薬で汗を出して病邪をおいはらう治療方法である。外邪が人体を犯すときには，皮毛あるいは口と鼻から侵入した後に表から裏へと移動するため，病邪が皮毛肌表にあって裏に入っていないときに汗法を用いて病邪を汗とともに取り除くのである。

解表法は，文字どおり表証を解除するのに用いられ，臨床上では，外感熱病の初期やリウマチ熱や急性腎炎の初期などにも使用されている。表寒証と表熱証に対応して，辛温解表法と辛涼解表法に分かれる。一般的に，辛温解表法の発汗力が強く，辛涼解表法は発汗の食療中薬や薬と清熱の薬の配合である。発汗解表には，辛味と温性のものが基本的である。

2) 清熱法

清熱法は，清熱，瀉火，涼血，解毒の作用がある食療中薬や薬物を用いて熱に対応する治療方法である。これは，裏熱証に対する基本的な治療方法である。

熱証には，表熱証，裏熱証，実熱証，虚熱証などがある。表熱証に対して解表薬と清熱薬を，虚熱証に対して滋陰薬と清熱薬を一緒に配合する。裏熱証あるいは実熱証には，気分の熱，営血の熱，温熱，熱毒などがある。これに対してそれぞれ対応している清熱方法があり，例えば清熱解毒法，清熱涼血法，清熱利湿法などである。清熱法には，苦味と寒涼性のものが基本的である。臨床上では，各種の感染症に用いられている。

清熱法は，苦寒剤を使うので，長期間投用すれば脾胃の運化をおさえ，食欲不振を起こすことがあり，虚寒体質の人は特に注意する必要がある。

3) 瀉下法

瀉下法は，通便する方法であり，通便により体内にたまった邪を排出する治療方法である。瀉下法は邪を除く重要な方法であり，病邪が裏にある裏実証にはすべてこの方法を用いる。臨床上では，その通便力の強さにより清熱瀉下法，攻遂水飲法，潤腸通便法などの区別がある。例えば，裏実熱証の潮熱，腹痛，腹満，便秘，舌苔黄などがみられると，清熱瀉下法を用いる。胸水，腹水などが大量にたまり，大小便が不通で胸腹部が膨満し呼吸を障害し，体力がある場合には，攻遂水飲法で勢いよく排便させて水飲の邪を取る。また，高齢者や虚弱体質の人には津血不足による便秘が出てくるので，潤腸通便法という軽い方法を適用させる。

瀉下法は，よく化痰，化瘀，消食，駆虫（くちゅう）などの方法を配合されて使用することが多い。また，温性の薬と一緒に寒積（かんせき）を排出するときに用いる。

瀉下法を運用する場合には，必ず正気の強弱，病邪の盛衰を詳しく弁別して，一番ふさわしい方薬を選ぶ必要がある。一般的には，虚弱体質の人，高齢者，産後の人には慎重に用いる。また女性の場合，妊娠中や月経期間にも同じ注意を払う。

4）和　解　法

和解法は，機能を整える方法である。例えば，営衛不和の状態，半表半裏の状態あるいは臓腑の昇降失調，機能紊乱（きのうびんらん）に対して，単純な祛邪の方法や補正の方法が適さないときに和解法を用いる。臨床上では，半表半裏証，肝脾不和証，腸胃不和寒熱錯雑証に対して和解法で治療する。

和解法の特徴の一つは，複雑な病状に相応して，反対の薬物を配合して服用することである。例えば，祛邪剤と扶正剤を配合して半表半裏証を，疏肝剤と健脾剤を配合して肝脾不和証を，寒熱併用辛開苦降法で腸胃不和証を治療する。

5）温　　　法

温法は，温熱性の薬物を用いて寒邪を発散してあるいは陽気を助けて内寒を除く裏寒証を治療する方法である。具体的には，寒邪の侵入による実寒証，陽気の衰弱による虚寒証が温法の基本的な適応証である。また，陽虚による水湿温濫証，寒邪による関節の痺証（ひしょう）などにもよく温法を用いる。臨床上では，温中散寒法（おんちゅうさんかんほう），回陽救逆法（かいようきゅうぎゃくほう），温陽利水法（おんようりすいほう），温経散寒法（おんけいさんかんほう）などがある。

温法を使う場合では，陰虚内熱の人と出血傾向がある人に慎重を要する。また，長く温薬を飲み続けると，陰液を消耗する恐れがある。

6）消　　　法

消法は，体内にたまったあるいは生み出した有害物質を消散する治療方法である。具体的には，消導，消散，軟堅，化積，化石，化瘀，化疾作用がある薬物を用いて治療することである。

消法には消食，化痰，化湿，利水なども含まれ，臨床上で消化不良，腫瘤（しゅりゅう），肝脾腫大，リンパ結核，甲状腺腫，結石症，水腫など広範囲に応用されている。一般には，消散するまでに長い時間がかかるのですぐには治らない。

7）補　　　法

補法は，補益作用がある薬物を用いて虚証を治す方法である。体内の足りない気血陰陽を充実させ，衰えている臓腑の機能を高めて体の虚の状態を治すことが補法の目的である。補法の基本は，主に補気法，助陽法，滋陰法と養血法に分けられている。

補気法は気虚証に，助陽法は陽虚証に，滋陰法は陰虚証に，養血法は血虚証に使われている。臨床上では，病状が複雑であるから，以上の四つの方法がよく配合されて用いられている。例えば，気血双補，気陰双補，陰陽双補などの使い方が多い。陰陽互根の認識からは，陰虚証，陽虚証に対して，単純に補陰剤あるいは補陽剤を使うことができない。陽虚の治療に補陰を配合したり，陰虚の治療に補陽を配合することが一般的となっている。また，腎精不足に対しては，動物的な薬物を用いる必要がある。

補法は，実証に使わない。なぜならば，病邪の勢が強く正気が衰えていないときに補法を用いると，病邪をとどめてしまう恐れがあるからである。

補法を使うにあたっては，脾胃の運化状態を考えなければならない。消化器系の働きが落ち

て，食欲不振，下痢，腹脹などがみられる場合は，まず理気和胃健脾法湿剤を使って，脾胃の運化をよくさせる。

中医学の治療方法としては，その他，開竅法，固渋法，熄風法(そうふうほう)などがあるが，省略する。

(3) 中医学の治療法と薬膳

薬食同源とよくいわれているが，臨床上で中医学の治療原則，治療方法により，一つひとつの薬膳食材や中薬を選び出して組み合わせると処方になる。例えば，生姜は発汗，西瓜，緑豆，苦瓜は清熱，大蒜（ニンニク），桂皮（ニッキ），胡椒は温裏，萝卜（ダイコン）は化痰，冬瓜は利水，紅花は活血，羊肉，胡桃仁（クルミ）は補腎虚などの作用がある。一つの薬膳食材には一つの効能しかないというわけではなく，同様に一つの薬膳メニューも一つの効能だけあるというわけではない。例えば，補法と清法，補法と温法，清法と下法，ときには温法と清法の併用もあり得る。食材の性味や効能を理解して，配合し，調理して毎日食べることで，体のバランスを調整し，健康増進に効果が期待できると考えられる。

第3編

薬膳食材と薬膳

◆ ◆ ◆

　薬膳食材は，食物・中薬の両方の性質があり，栄養成分や薬性がある。そのため保健作用，そして陰陽を調整して邪気を取り除く扶正祛邪の作用があり，一般にはおなかがすいたときに食べられている。薬膳食材の薬性は著しくないが，四性，五味，帰経があり，特に四性で寒，涼性は熱性病のとき使用し，人体の有余りを取り除く瀉性の性質がある。また温，熱性は寒性病のとき使用し，人体の生理機能の衰退や不足を補う補性の性質がある。21世紀，すこやかに生きるためには薬食同源を基本にした中医学の基礎理論を学び，日常の食生活の中に薬膳食材を取り入れ，旬の食材と一緒に調理し，毎日無理なくおいしく食べ続けることが重要である。

　本編は，薬膳食材の和名五十音順に配列してある。なお，食材分類についてp.146に「薬膳食材の分類」としてまとめたので参照されたい。

1 赤小豆（アズキ）　【赤小豆のぜんざい】

- 食材分類　利水滲湿。
- 性　味　甘，平。
- 帰　経　脾，大腸，小腸経。
- 効　用　健脾利湿（☞ p.46 脾陽虚証），活血通乳。
- 応　用
  ① 脾虚による泄瀉に用いる。利湿健脾の効果がある扁豆（フジマメ）を配合して一緒に食べると利湿の効果を強める。
  ② 脾虚による水腫，尿量減少などに用いる。鯉魚（コイ）を配合して食べる。あるいは冬瓜皮（トウガンの皮）を配合してもよい。
  ③ 産後乳汁不適，乳汁の分泌が少ないときに用いる。大棗（ナツメ）を配合して煎じて一緒に飲食する。

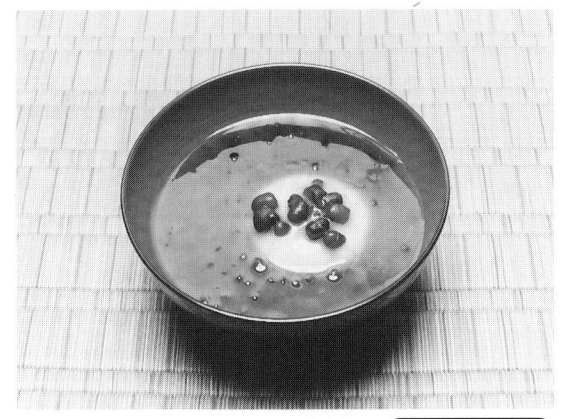

4人分　調理時間 40 分

〈材　料〉

〈材　料〉	〈分　量〉	〈材　料〉	〈分　量〉
赤小豆（あずき）	160 g	食塩	0.5 g
なつめ	8 個	小もち	4 個
水	1000 ml	（塩こんぶ	20 g）
砂糖	160 g		

〈作り方〉
① あずきとなつめを洗う。
② 鍋に①のあずきとあずきの分量の3倍の水を入れ加熱し，沸騰したら煮汁を捨てて，あくぬきをする。
③ ②になつめと水を入れ，弱火でやわらかくなるまで煮る。
④ ③に砂糖と塩を入れる。
⑤ 小もちは焼いて，椀に入れ，④を入れる。
⑥ 好みで塩こんぶを添える。

調理のポイント

あずきは吸水時間が12時間かかるので，浸漬せず，そのまま煮る。また，あずきのゆで汁にサポニンというあく成分が抽出されるので，必ず渋切りして調理する。

砂糖に少量の塩を加えると，味の対比効果により甘味が強くなり，こくが出る。砂糖に対し，塩は0.5％以下にする。

栄養価（1人分）

エネルギー(kcal)	タンパク質(g)	脂質(g)	炭水化物(g)	食物繊維(g)	食塩相当量(g)
415.0	11.3	1.3	90.6	8.4	(1.3)

② 芦笋（アスパラガス）【芦笋のスープ】

- 食材分類　清熱。
- 性　味　甘，寒。
- 帰　経　脾，胃，膀胱経。
- 効　用　清熱生津（☞ p.46 胃熱証），利尿。
- 応　用　
  ① 胃熱による口渇に用いる。単品で炒めて食べる。あるいはゆでて調味して食べると，胃熱をとり，津液が生じ，口渇症状が改善される。
  ② 尿量減少，排尿痛などの症状に適する。車前草（シャゼンソウ：オオバコ科の車前の全草）を配合して，煎じて飲用すれば，清熱利尿効果がある。

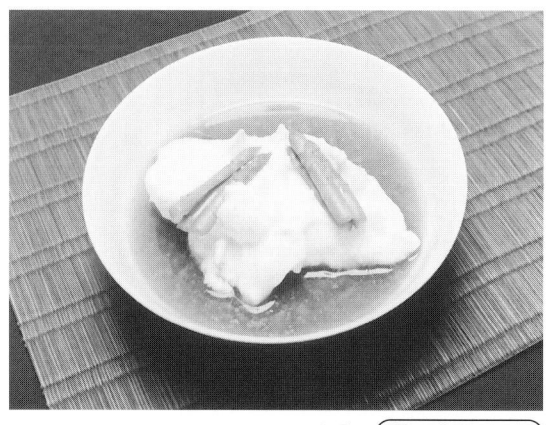

4人分　調理時間 15 分

〈材　料〉	〈分　量〉	〈材　料〉	〈分　量〉
芦笋（アスパラガス）	150 g	こしょう	少量
鶏スープ (p.105 参照)	600 ml	かたくり粉	9 g
鶏ささ身（ひき肉）	100 g	水	30 ml
しょうが汁	5 ml	卵白	20 g
水	100 ml	五香粉	少量
食塩	5 g		

〈作り方〉

① アスパラガスは，緑色に美しく塩ゆでし，穂先を飾り用に残し，ほかの部分を1cmに切り，1カップの鶏スープを加えてミキサーにかける。
② 鶏ひき肉にしょうが汁と水を入れて混ぜる。
③ 鍋に鶏スープを入れ沸騰させ，①②を入れて手早く混ぜる。
④ ひと煮立ちしたらあくを取り，塩，こしょうで調味して，水溶きかたくり粉でとろみをつける。
⑤ 卵白を固く泡立てて④に浮かせ，火を止める。
⑥ ⑤を皿に盛り，アスパラガスの穂先を飾り，五香粉を好みでかける。

調理のポイント

アスパラガスは熱湯に1％の塩を入れ，ふたをせずゆでて，冷水にとり，美しい緑色に仕上げる。

卵白の泡の安定性をよくするためには，鮮度の高い卵を用いる。

栄養価（1人分）

エネルギー (kcal)	タンパク質 (g)	脂質 (g)	炭水化物 (g)	食物繊維 (g)	食塩相当量 (g)
44.7	7.3	0.3	3.4	0.7	1.3

3 鮑 魚（アワビ）【鮑魚のへぎ作り】

[食材分類] 補益。
[性　味] 甘，咸，平。
[帰　経] 肝，腎経。
[効　用] 滋陰清熱（☞ p.42 陰虚証），養血明目。
[応　用] ① 乾咳，痰血，潮熱，盗汗などの症状があるときに用いる。豚肉を配合して食べる。
② 肝虚による目がかすむとき，視力減退のときに用いる。枸杞子（クコの実）を配合して一緒に食べる。
③ 血虚による無月経，産後乳汁の分泌が少ないときに用いる。葱（ネギ）を配合して煮て，数日間連続して食べると，養血通経通乳の効果がある。

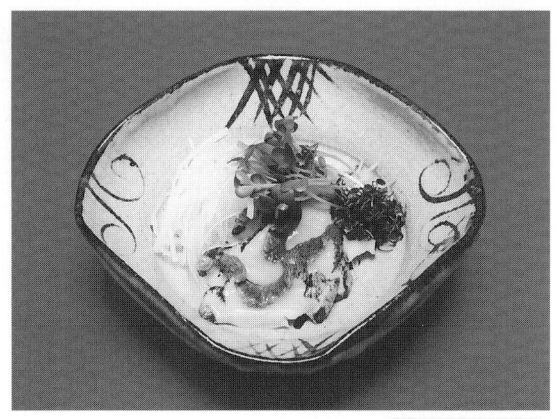

1人分　調理時間 15分

〈材料〉	〈分量〉	〈材料〉	〈分量〉
鮑魚（あわび）	150 g	穂じそ	適量
だいこん	100 g	かいわれだいこん	適量
しそ	1枚	わさび	適量
枸杞子（くこの実）	5 g		

〈作り方〉
① 殻つきあわびはよく洗って殻をはずす。
② あわびの身に塩をふりこみ，たわしでよくこすり，水洗いする。
③ あわびのくちばしはV切りし，ひもをとる。
④ あわびに包丁を斜めにいれ，さざ波状に切る。
⑤ くこの実は洗って，5分間強火で蒸す。
⑥ だいこんをせん切りにして，けんを作る。
⑦ 皿に④を盛り，⑤⑥としそ，穂じそ，かいわれだいこん，くこの実を盛り，わさびを添える。

[調理のポイント]
貝からあわびをはずすときは，しゃもじを貝と身の間に差し入れて一気に取り離す。あわびを生で調理して食べる場合は，内臓，まわりのヒラヒラしたフチを落として，塩でもみ洗いしてぬめりを除く。

[栄養価]（1人分）

エネルギー (kcal)	タンパク質 (g)	脂質 (g)	炭水化物 (g)	食物繊維 (g)	食塩相当量 (g)
131.9	20.0	0.6	11.0	2.3	0

4 无花果（イチジク）【无花果の芝麻クリームかけ】

|食材分類| 補益。
|性　味| 甘，平。
|帰　経| 脾，肺，大腸経。
|効　用| 補益脾胃（☞ p.46 脾気虚証，p.46 腸燥津虧証），潤肺利咽，潤腸通便。

|応　用|
① 病後虚弱，食欲がないときに用いる。乾燥したものを煮て，砂糖を加えて，朝晩1回ずつ飲むと，病後の虚弱に対して補う効果がある。

② 脾胃虚弱による消化不良，食欲不振などの症状があるときに用いる。単品であるいは山楂（サンザシ）を配合して煎じ，黒砂糖を加えて飲用する。

③ 陰虚による咳嗽，痰が少ない，咽痛，口渇などの症状があるときに用いる。新鮮な无花果と氷砂糖と一緒に煮て食べると，潤肺止咳の効果がある。

④ 腸燥便秘に用いる。新鮮な无花果を毎日1～2個，寝る前に食べると，通便作用がある。あるいは豚の大腸を配合して，水で煎じて飲用する。

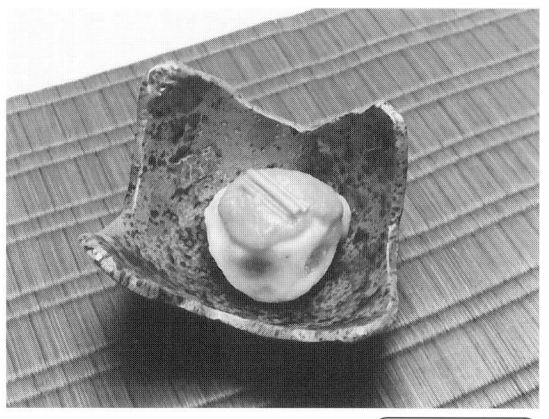

4人分　調理時間 7分

〈材　料〉	〈分　量〉	〈材　料〉	〈分　量〉
无花果(いちじく)(4個)	600 g	A｛砂糖	10 g
わさびの軸	適量	淡口しょうゆ	10 g
白芝麻(白ごま)	30 g	だし汁	20 g
		マヨネーズ	30 g

〈作り方〉
① いちじくは皮をむき，5分間中火で蒸す。
② 白ごまは煎り，すり鉢でよくすり，Aと合わせる。
③ ①を器に盛り，②をかける。
④ わさびの軸をみじん切りにし，天盛りする。

|介入研究例|
无花果の葉の煎じ汁は，インスリン依存性糖尿病患者の食後過血糖を抑える。
Diabetes Res Clin Pract. 1998 Jan; 39(1): 19-22.

|栄養価|（1人分）

エネルギー(kcal)	タンパク質(g)	脂質(g)	炭水化物(g)	食物繊維(g)	食塩相当量(g)
188.0	2.7	9.7	25.9	3.7	0.5

|調理のポイント|
いちじくの乳白液にはプソラレンという成分があり，生で食べるとき，皮膚を傷つけることがあるので気をつける。いちじくは酸味が少ないので，酸味のあるタレと一緒に調理するとおいしく食べられる。

ごまを煎るときは，鍋の中で2～3粒はねる程度を目安に，全体をふっくら，焦げないようにする。

5 牛　肉（ウシの肉）　【牛肉と山薬の煮物】

食材分類 補益。
性　味 甘，平。
帰　経 脾，胃経。
効　用 補脾胃（☞p.46 脾気虚証），益気血。
応　用
① 脾胃虚による慢性泄瀉，泥状便などの症状があるときに用いる。黄耆（オウギ：マメ科の黄耆の根），山薬（ヤマイモ），大棗（ナツメ），生姜を配合して，牛肉と一緒にやわらかくなるまで煮て食べる。
② 体がだるいとき，腰や膝の力がないときに用いる。米と一緒に配合して粥を作り食べる。

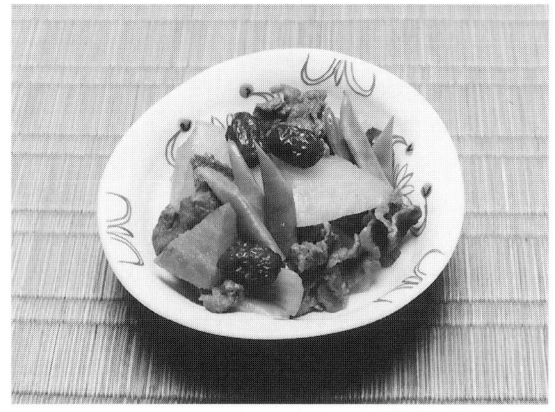

4人分　調理時間 25 分

〈材　料〉　　　〈分　量〉　　〈材　料〉　　〈分　量〉
牛肉薄切り　　　200 g　　　　だし汁　　　400 ml
しょうが汁　　　15 ml　　　　しょうゆ　　25 ml
山薬（やまいも）300 g　　A　食塩　　　　4 g
にんじん　　　　150 g　　　　みりん　　　30 ml
たまねぎ　　　　200 g　　　　砂糖　　　　20 g
なつめ　　　　　12 個　　　　油　　　　　15 ml
いんげんまめ　　20 g　　　　しょうが　　15 g
　　　　　　　　　　　　　　木の芽　　　適量

〈作り方〉
① 牛肉は，一口大に角切りし，しょうが汁をかけておく。
② やまいも，にんじんは一口大の乱切りにする。たまねぎは 2 cm 角に切る。
③ なつめは水でもどしておく。
④ いんげんまめはすじをとり，色よくゆでる。
⑤ 鍋に油を入れ①を炒め，②③を入れ，Aを入れて調味して 20 分間煮る。
⑥ ⑤を皿に盛り，④を添えて，しょうがのせん切りと木の芽を天盛りする。

調理のポイント

調味料は，一般に，サ（砂糖）シ（塩）ス（酢）セ（しょうゆ）ソ（みそ）の順に入れる。分子量の大きい砂糖は分子量の小さい塩よりも先に入れたほうが味がつきやすい。特に，野菜の煮物などには効果的である。

栄養価（1人分）

エネルギー (kcal)	タンパク質 (g)	脂質 (g)	炭水化物 (g)	食物繊維 (g)	食塩相当量 (g)
392.6	10.5	22.6	34.8	4.4	2.0

6 鰻　魚（ウナギ）【鰻魚と夏野菜の甘辛煮】

食材分類 補益。
性　味 甘，平。
帰　経 肺，腎経。
効　用 補腎（☞ p.47 腎陰虚証），袪風湿。
応　用 ① 虚弱体質に用いる。夏季の野菜，蒜苗（ニンニクの茎），唐辛子と一緒に配合して食べると，効果的である。
② 食欲がないときに用いる。山薬（ヤマイモ），百合を配合して食べる。

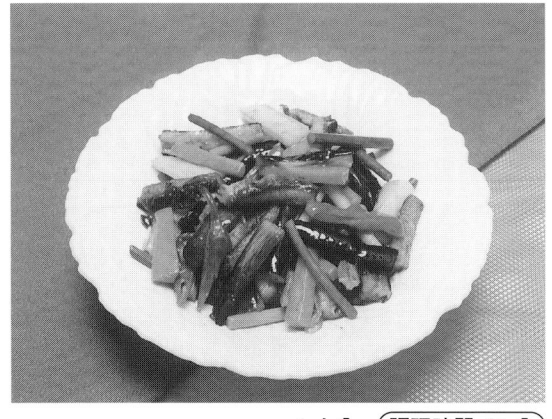

4人分　調理時間 25分

〈材　料〉	〈分　量〉
鰻魚（うなぎ素焼き）	1匹
なす	100 g
A ┌ ししとう	4本
├ にんじん	100 g
├ セロリ	100 g
└ にんにくの茎	100 g
B ┌ にんにく	5 g
├ しょうが	5 g
└ 白ねぎ	10 g

〈材　料〉	〈分　量〉
C ┌ 豆板醬	5 g
├ 酒	30 ml
├ しょうゆ	15 ml
├ 砂糖	10 g
└ 鶏スープ(p.105参照)	90 ml
かたくり粉	15 g
揚げ油	適量
ぎんなん	12個
水溶きかたくり粉	9 g
ごま油	少量

〈作り方〉
① うなぎ，なす，Aを短冊に切る。
② Bはみじん切りにする。
③ ボールにCを入れて合わせる。
④ うなぎにかたくり粉をまぶして，油でからっと揚げる。
⑤ なすとAは別々に，160℃の油で油通しをする。
⑥ 鍋に油を入れ，②を炒め，③④⑤とゆでたぎんなんを入れて沸騰したら，水溶きかたくり粉でとろみをつけ，ごま油を入れて香りをつける。

調理のポイント
うなぎは，中がやわらかく，表面がさくっと固い状態に揚げる。油の温度を一定に保つため鍋の油は少なめに入れ，途中油を数回足しながら揚げていく。最初は150℃の低温で，最後は180℃の高温で揚げる。

栄養価（1人分）

エネルギー(kcal)	タンパク質(g)	脂質(g)	炭水化物(g)	食物繊維(g)	食塩相当量(g)
239.4	12.2	13.2	15.6	3.3	1.6

7 海虾（ウミのエビ）【海虾の香りゆで香醋添え】

|食材分類| 補益。
|性　味| 甘，咸，温。
|帰　経| 腎，肝経。
|効　用| 補腎壮陽（☞ p.47 腎陽虚証）。
|応　用|
① 腎陽虚の性機能低下などの症状に適する。新鮮な海虾を酒に1週間漬けて，その酒を毎日適量飲む。
② また，韮菜（ニラ）を配合して炒めて食べる。このほか，花椒（サンショウ），生姜，酒などを配合して煮て，毎日食べることで効果が出る。

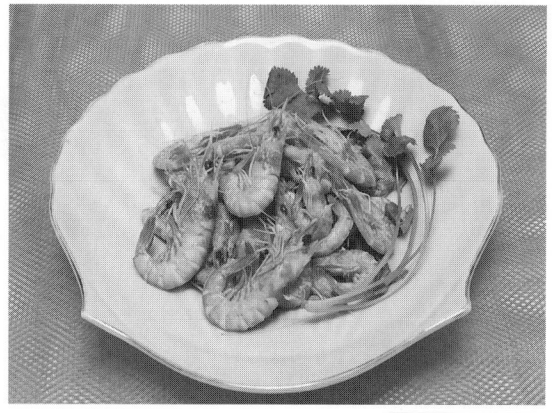

4人分　調理時間 15分

〈材料〉

材　料	分　量		材　料	分　量
海虾（しばえび）(大)	500 g		さんしょう	1 g
水	1000 m*l*		白ねぎ	30 g
香醋（黒酢）	40 m*l*	A	しょうが	30 g
しょうが	10 g		レモン(輪切り2枚)	15 g
			食塩	10 g
			酒	15 m*l*

〈作り方〉

① しばえびは水で洗って背わたを取る。
② 鍋に水を入れ，Aを加え調味し，①を入れて加熱する。
③ ②の調味料が沸騰してえびが赤くふっくらゆであがったら，火を止める。
④ ③を皿に盛り，黒酢にしょうがをきざんだタレを添える。

栄養価（1人分）

エネルギー(kcal)	タンパク質(g)	脂質(g)	炭水化物(g)	食物繊維(g)	食塩相当量(g)
106.4	23.4	0.5	0.5	0.1	1.4

調理のポイント

えびの殻と身には，カロチノイドの色素の一種のアスタキサンチンが入っているので，調理するとき，ゆで水にレモンを入れると，酸化されてアスタシンになり，鮮紅色を示す。

8 梅（ウメ） 【梅の福煮】

|食材分類| 収斂。
|性　味| 酸，平。
|帰　経| 肺，肝，胃，大腸経。
|効　用| 斂肺止咳（☞ p.45 肺陰虚証），生津止渇，渋腸止渇。
|応　用|
① 肺虚による咳など，呼吸症状に用いる。単品で煎じ，蜂蜜を入れて飲用する。
② 慢性下痢に用いる。単品で煎じ，あるいは蓮子（ハスの実）を配合して飲用する。
③ 消渇証，津液の消耗で生じた口渇などの症状に用いる。単品で水煎し，あるいは芦根（ロコン：イネ科の芦葦の根茎）を配合して飲用する。

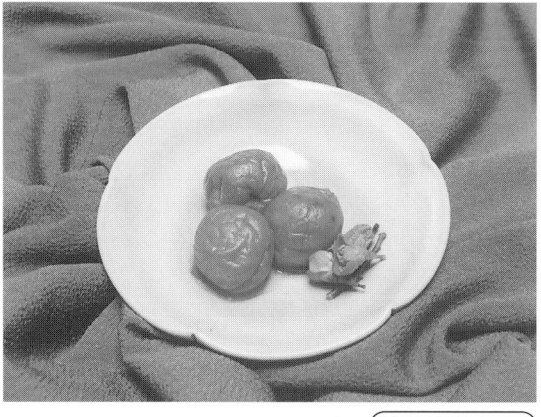

4人分　調理時間 60分

〈材料〉	〈分量〉	〈材料〉	〈分量〉
梅干し	8個	砂糖	50 g
水	1500 ml	はちみつ	50 ml

〈作り方〉
① 梅の種まで針をさし，穴をあける。
② 水でよくさらし，塩味を抜く。
③ ②を20分間蒸す。
④ 梅が漬かる程度水を入れ，砂糖，はちみつを数回に分けて入れ，シロップ煮する。

その他の薬膳【梅干し】

〈材料〉	〈分量〉	〈材料〉	〈分量〉
梅干し	1000 g	赤しそ	300 g
食塩	200 g	あら塩	30 g

〈作り方〉
① 梅（少し黄ばんで粒のそろったもの）を一晩水に漬けて，あくを出す。
② 塩をフライパンできつね色に炒める。
③ 梅の水分をふく。
④ つぼに梅，②を順番に入れ，漬けていく。
⑤ 押しぶたをして2倍の重石をして，4～5日おく。
⑥ 水が上がってきたら，重石を半分にする。
⑦ 赤しそにあら塩をふり，あく出しをする。
⑧ つぼに梅と⑦を順番にのせ，上から梅酢をかけて漬ける。
⑨ ⑧を7月の土用の日に3日間ざるにあげ，天日に干す。

栄養価（全）

エネルギー (kcal)	タンパク質 (g)	脂質 (g)	炭水化物 (g)	食物繊維 (g)	食塩相当量 (g)
365.4	0.8	0.2	97.9	2.9	17.7

9 粳米（ウルチ米）　【七草がゆ】

[食材分類] 補益。
[性　味] 甘，平。
[帰　経] 脾，胃経。
[効　用] 補益脾胃（☞ p.46 脾気虚証），除煩渇。
[応　用] ① 脾胃虚弱による吃逆，食欲不振のときに用いる。蓮子（ハスの実），大棗（ナツメ）を配合して粥を作る。あるいは，炒った米を粉末にして，生姜を加えて煮て食べる。
② 病後の回復期に用いる。蓮子を配合して粥を作り，煮て食べる。
③ 口渇，イライラするときに用いる。芦根（ロコン：イネ科の芦葦の根茎）を煎じた汁で粥を作って飲食すると，和中止渇，清熱生津の効果がある。

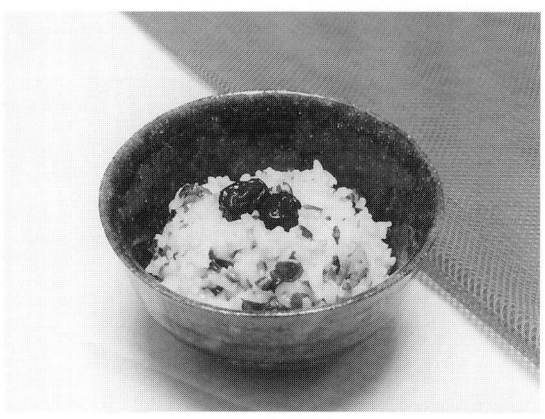

4人分　調理時間 60分

〈材　料〉	〈分　量〉	〈材　料〉	〈分　量〉
粳米（米）	160 g	ごぎょう	100 g
水	1000 ml	はこべら	100 g
蓮子（はすの実）	12 個	ほとけのざ	100 g
なつめ	12 個	すずな	100 g
せり	100 g	すずしろ	100 g
なずな	100 g		

〈作り方〉
① 米は洗って，水を加えて1時間浸漬ける。
② 土鍋に①を入れ加熱し，最初は強火，沸騰したら弱火で40分間加熱する。
③ はすの実，なつめは水でもどし，やわらかく煮ておく。
④ 七草はよく洗って水にさらし，水気を絞って細かく刻む。
⑤ 粥の炊き上がりに，③④を入れて，火を消して蒸らす。

〈調理の応用〉
　七草にとらわれず，春の青菜を入れて，粥を作る。
　粥の水加減は，全粥から三分粥まで，好みに合わせて調理する。
　粥重量の500 gに対する分量
　　全　粥：米 100 g，水 600 ml
　　七分粥：米 70 g，水 600 ml
　　五分粥：米 50 g，水 600 ml
　　三分粥：米 35 g，水 600 ml

参考文献　貝沼やす子：調理科学 27, 287, 1994

[調理のポイント]
　加熱中にかき混ぜると粘りが出て，風味が落ちたり焦げついたりするので，混ぜない。

[栄養価] （1人分）

エネルギー (kcal)	タンパク質 (g)	脂質 (g)	炭水化物 (g)	食物繊維 (g)	食塩相当量 (g)
188.1	6.9	0.5	40.1	5.7	0

10 大 麦（オオムギ）　【麦めしとろろ】

|食材分類| その他。
|性　味| 甘，鹹，涼。
|帰　経| 脾，胃，膀胱経。
|効　用| 補脾和胃（☞ p.46 脾気虚証），除煩止渇，利尿。
|応　用| ① 脾胃虚弱による食欲不振，泥状便，腹部膨満などの症状に用いる。単品で煎じて飲用する。あるいは，卵，山薬（ヤマイモ）などを配合して食べると効果がある。
② 煩熱口渇に用いる。大麦を表面が黒くなるまで炒って，茶の代わりに飲むと，内熱，暑熱をとることができる。
③ 排尿痛，尿量減少に用いる。単品で煎じて，蜂蜜，生姜汁を入れて飲用すると，利尿清熱効果がある。

麦　芽（バクガ）

|食材分類| 消食。
|性　味| 甘，平。
|帰　経| 脾，胃経。
|効　用| 消食除満（☞ p.46 食滞胃腸証），退乳。
|応　用| ① 米，麺類，果物の食べ過ぎによる消化不良に用いる。陳皮（チンピ：ミカンの果皮の乾燥品）を配合し煎じて飲用すると，消化を促進することができる。
② 退乳に用いる。産後授乳を中断したときに，単品で煎じて飲用する。
※ 麦芽とは，大麦を発芽させたもののことである。

栄養価（1人分）

エネルギー(kcal)	タンパク質(g)	脂質(g)	炭水化物(g)	食物繊維(g)	食塩相当量(g)
319.7	6.2	2.2	66.7	2.3	1.3

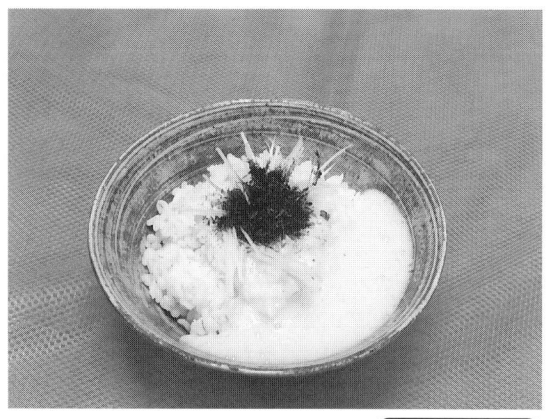

4人分　調理時間 25分

〈材料〉	〈分量〉	〈材料〉	〈分量〉
大麦（麦めし）	600 g	A { 食塩	4 g
やまいも	250 g	みりん	5 ml
酢	10 ml	淡口しょうゆ	5 ml
だし汁	150 ml	B { 根深ねぎ	50 g
卵黄（1個分）	18 g	あおのり	5 g

〈作り方〉
① やまいもは皮をむき，酢水につける。
② すり鉢の内側で①をすりおろす。
③ だし汁にAを入れて調味する。
④ ②に卵黄と③を入れ，まぜ合わせる。
⑤ 麦めしを器に盛り，④をかけて，Bの薬味を添える。

調理のポイント

麦は，米重量の15～20％の量を入れて炊飯する。
やまいもの下処理は，手がかゆくならないように，表面をあぶってひげ根を焼く。やまいもを調理加熱するときは，消化酵素の働きを壊さないように，60℃以上に温度を上げない。

11 柿　子（カキ）　【柿子のあかね富士羹】

|食材分類| 止咳平喘。
|性　味| 甘，微渋，涼。
|帰　経| 肺，胃，大腸経。
|効　用| 潤肺止咳（☞ p.45 燥邪犯肺証），清熱止血，渋腸止瀉。
|応　用|
① 燥熱咳嗽に適する。咳嗽，痰が少ない，あるいは痰が出にくいなどの症状があるとき，干し柿を川貝母（センバイモ：ユリ科の川貝母の鱗茎）と一緒に蒸し，蜂蜜を少し入れ，毎日1～2回飲食することで咳が止められる。
② 痔出血に用いる。干し柿をやわらかく煮て食べる。
③ 慢性下痢あるいは小児脾虚下痢に用いる。干し柿を使い，糯米（モチ米）と一緒に配合し，粥を作り，陳皮（チンピ：ミカンの果皮の乾燥品）を入れ，連続して食べる。
④ 潤肺には，蜂蜜を配合して一緒に食べると効果的である。

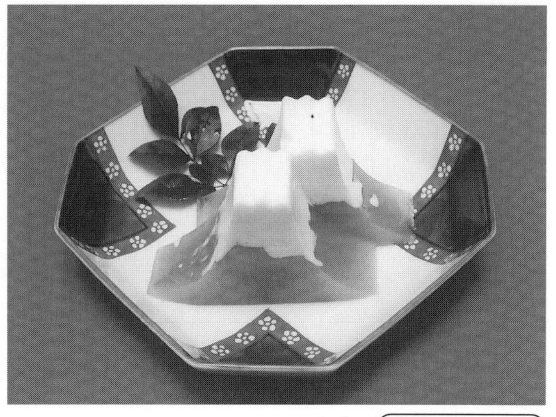

4人分　調理時間 30分

〈材料〉	〈分量〉	〈材料〉	〈分量〉
柿子（かき）（完熟）	250 g	砂糖	150 g
寒天	10 g	卵白（1個分）	30 g
水	600 ml	(陳皮（チンピ）	20 g)

〈作り方〉
① かきを裏ごす。
② 水にもどした寒天を鍋に入れ，水を入れて煮溶かし，砂糖を入れて，全体の1/3量を煮詰める。
③ 卵白は泡立て，②の液を80 ml 入れて，富士型に流し固める。
④ ②の残りに①を入れ，混ぜ合わせる。
⑤ ③の上に④を流し固める。
⑥ 固まってから，型から出して切りわける。

〈調理の応用〉
陳皮をみじん切りにして入れると香りがよい。
砂糖の分量の1/2量を蜂蜜に変える。

調理のポイント

卵白液に寒天液90℃を少しずつ入れて混合し，40℃ぐらいになったら流し型に入れ固めると，卵白液と砂糖，寒天液が分離しない。
泡雪羹と柿寒天が二つに分離しないポイントは，泡雪羹の上に高い温度の柿寒天液を少しずつ入れて流す。

|栄養価|（全）

エネルギー(kcal)	タンパク質(g)	脂質(g)	炭水化物(g)	食物繊維(g)	食塩相当量(g)
740.4	4.2	0.5	188.2	4.2	0.2

12 牡　蛎（カキ）　【牡蛎のチャウダー】

|食材分類| 平肝熄風。
|性　味| 甘，咸，平。
|帰　経| 肝経。
|効　用| 滋陰養血（☞ p.42 陰虚証，p.43 血虚証），止汗。
|応　用|
① 陰虚による不眠，イライラ，盗汗などの症状に用いる。単品で煎じて飲用する。1日2回，数日間連続して飲用することで，滋陰養血，止汗安神の効果がある。
② 崩漏に用いる。単品で煎じて飲用する。滋陰清熱，止血の効果がある。

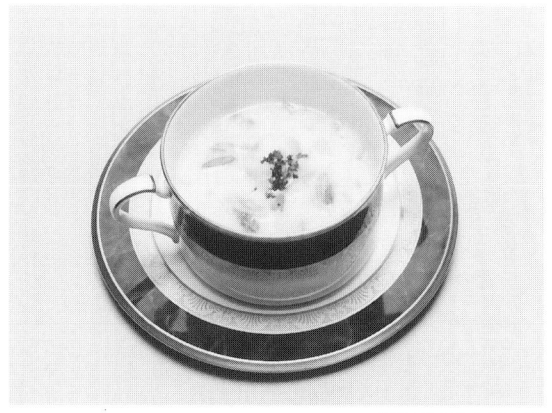

4人分　調理時間 20分

〈材　料〉	〈分　量〉	〈材　料〉	〈分　量〉
牡蛎(かきのむき身)	150 g	ブイヨン	600 ml
ベーコン	15 g	牛乳	300 ml
たまねぎ	80 g	生クリーム	40 ml
トマト	80 g	食塩	6 g
じゃがいも	80 g	こしょう	1 g
バター	15 ml	パセリ（みじん）	少量
小麦粉	20 g	ソーダクラッカー	8 枚

〈作り方〉
① かきは塩水で振り洗いする。
② ベーコン，たまねぎ，トマト，じゃがいもは1 cmの角切りにする。
③ 鍋にバターを入れ，ベーコンとたまねぎを入れて炒め，小麦粉を加え，ブイヨンを入れる。
④ ③にトマト，じゃがいもを入れて，15分間煮る。
⑤ ④に温めた牛乳と生クリームを加え，塩，こしょうを入れて味を調える。
⑥ ⑤を器に盛り，パセリのみじん切りをかけ，ソーダクラッカーを添える。

調理のポイント
かきは大根おろしで洗い，2％食塩水中で振り洗いしてざるに置き，水分を切る。
トマトの湯むきは包丁でへたを除き，フォークをさして，熱湯で7秒間ゆでて，冷水にとり，皮をむく。

栄養価（1人分）

エネルギー (kcal)	タンパク質 (g)	脂質 (g)	炭水化物 (g)	食物繊維 (g)	食塩相当量 (g)
244.7	9.1	13.0	22.5	1.1	2.3

13 螃　蟹（カニ）　【螃蟹の豆板醤炒め】

|食材分類| 活血祛瘀。
|性　味| 鹹，寒。
|帰　経| 肺経。
|効　用| 活血祛瘀（☞ p.43 血瘀証），滋陰利湿。
|応　用|
① 打撲捻挫による痛みに用いる。酒に漬けて飲用する。
② 産後悪露が排出しにくいとき，下腹部が痛むなどの症状があるときに用いる。1～2さじ米酒を加えて蒸す。
③ 腎陰虚による咽痛に使用する。生の地黄（ジオウ：ゴマノハグサ科の地黄の根茎）を配合して服用すると，滋陰清熱の効果がある。
④ 湿熱黄疸に用いる。黒くなるまで炒めたものを粉末にして，酒で飲用する。

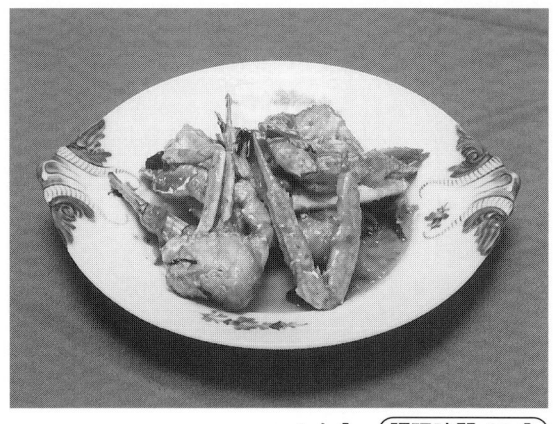

4人分　調理時間 25 分

〈材　料〉〈分　量〉
材料	分量
螃蟹（わたりがに）	2匹
酒	30 ml
小麦粉（薄力粉）	適量
油	適量
にんにく	20 g
しょうが	20 g
青ねぎ	30 g
赤とうがらし	2本

材料	分量
豆板醤	15 g
酒	15 ml
しょうゆ (A)	15 ml
ケチャップ	30 ml
こしょう	少量
チキンスープ	150 ml
ごま油	少量
香菜	適量

〈作り方〉
① かには甲羅と胴に分けてぶつ切りにして，酒をかけておく。
② ①に薄力粉をまぶして，170℃の油でカリッと揚げる。
③ 鍋に油を入れ熱して，みじん切りのにんにく，しょうが，青ねぎ，赤とうがらしを入れ炒めて香りをつけ，Aを入れる。
④ ③に②を加え，かにに味を含ませ，汁気がなくなるまで煮る。ごま油を落として香りをつけ，香菜を飾る。

栄養価（1人分）

エネルギー (kcal)	タンパク質 (g)	脂質 (g)	炭水化物 (g)	食物繊維 (g)	食塩相当量 (g)
199.6	30.5	1.2	12.3	1.1	3.3

調理のポイント
高級食材のかには，半分に切った冷凍品を使うと価格も安い。冷蔵庫で解凍して調理する。

14 南 瓜（カボチャ）【黄金南瓜ゼリー】

|食材分類| 補益。
|性　味| 甘，温。
|帰　経| 脾，胃経。
|効　用| 補中益気（☞ p.46 脾気虚証），利水，化痰。
|応　用| ① 脾胃虚弱による食欲不振，腹部膨満，泥状便などの症状に適用する。米と一緒に蒸し，あるいは生姜と砂糖を配合して煮る。あるいは，豆乳，牛乳などを配合し，ゼリーを作り，常時食べると，脾胃虚弱の症状が改善される。
② 脾虚水腫に用いる。補脾利水効果を利用して，常時，煮て食べると，水腫がとれる。
③ 肺膿瘍で咳嗽，膿性の喀痰などの症状があるときに用いる。牛肉を配合すると，化痰排膿，補益正気の作用がある。

南瓜子（カボチャの種）

|食材分類| その他。
|性　味| 甘，平。
|帰　経| 胃，大腸経。
|効　用| 駆虫，利水。
|応　用| ① 産後乳汁分泌が少ないときや，水腫などの症状に適用する。細かく刻んで，朝晩1回ずつ空腹時に飲むと，通乳利水効果がある。
② 便秘に用いる。胡桃仁（クルミ）を配合して炒め，毎日1回，連続15日間飲むと，潤腸通便作用がある。

栄養価（1人分）

エネルギー(kcal)	タンパク質(g)	脂質(g)	炭水化物(g)	食物繊維(g)	食塩相当量(g)
98.1	4.4	1.9	16.4	1.1	0

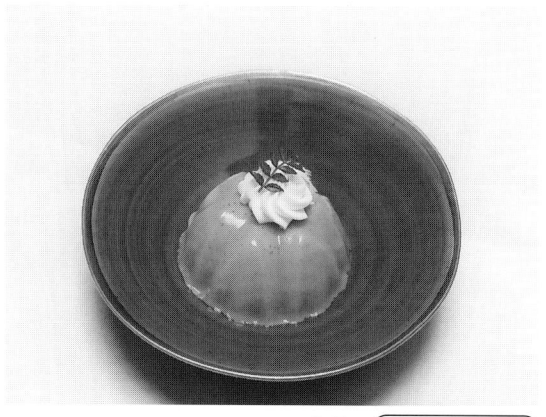

4人分　調理時間 20分

〈材料〉	〈分量〉	〈材料〉	〈分量〉
南瓜(かぼちゃの種と皮を除く)	150 g	牛乳	100 mℓ
板ゼラチン	10 g	砂糖	40 g
豆乳	100 mℓ	銀ケース	4個

〈作り方〉
① 板ゼラチンは水で膨潤させる。
② かぼちゃは蒸して裏ごしする。
③ 鍋に豆乳と牛乳を入れ，①②を入れ，砂糖を加えて加熱する。
④ ③のあら熱をとり，銀ケースに入れて冷やし固める。

〈調理の応用〉
　かぼちゃの種は，洗って日光に干して，フライパンで空炒りして塩を少々ふると，おいしく食べられる。

〈おいしいかぼちゃ〉
　皮がかたく，見ためより重量感があり，溝がはっきりしているもの，へたが枯れていてまわりがくぼんでいるものは完熟している。

調理のポイント

　ゼラチンゼリーを作るときのゼリー濃度の目安は2～4％，砂糖は13～20％である。

15 甘 草（カンゾウ） 【甘草入り大理石卵】

食材分類 補益。
性　味 甘，平。
帰　経 心，肺，脾，胃経。
効　用 補脾益気（☞ p.46 脾気虚証），祛痰止咳，緩急止痛，清熱解毒。
応　用 ① 脾胃虚弱による食欲不振，泥状便，無力などの症状が現れたときに用いる。胡蘿卜（ニンジン），茯苓（ブクリョウ：サルノコシカケ科の茯苓菌マツホドの菌核の乾燥品），大棗（ナツメ）を配合して水で煎じて飲用する。
② 中焦虚寒による嘔吐，上腹部の痛みや冷えなどの症状に用いる。生姜を配合して煎じて飲用すると，温中止痛の効果を強める。
③ 肺熱による咳嗽，痰色が黄色，咽喉腫痛などの症状があるときに用いる。生の甘草を豚の胆汁で漬けてから，粉末にして蜂蜜水で飲む。
④ 胃痛に用いる。卵殻を配合すると，制酸止痛の効果がある。

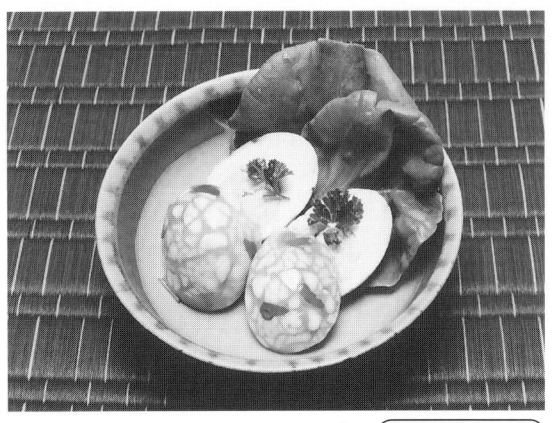

4人分　調理時間 40 分

〈材　料〉	〈分　量〉	〈材　料〉	〈分　量〉
鶏卵	8個	甘草	10 g
サラダな	適量	ウーロン茶	大さじ1
		大茴香（ダイウイキョウ）（八角）	1個
		A 桂皮（ニッキ）	10 g
		さんしょう	1 g
		しょうゆ	60 mℓ
		食塩	5 g

〈作り方〉
① 卵は卵黄が中心になるように固ゆでにし，殻をたたいてひびを入れる。
② 鍋に①を入れ，Aと水を入れ，卵に色がつくまで約20分間煮る。
③ 煮汁がさめたら取り出して殻をむき，模様が活かせるように切り，サラダなを添える。

調理のポイント
卵黄が中心になるように固ゆでするには，水から卵を入れ，沸騰するまで箸で混ぜる。ゆで卵を作る際，長時間ゆでると卵黄の表面が黒青色になるので注意する。これは，卵白のタンパク質から発生した硫化水素が卵黄の鉄と反応して生じた硫化第一鉄の色である。

栄養価（1人分）

エネルギー(kcal)	タンパク質(g)	脂質(g)	炭水化物(g)	食物繊維(g)	食塩相当量(g)
164.0	13.7	10.3	2.2	0.2	3.8

16 菊 花（キクの花） 【三徳茶】

[食材分類] 解表。
[性 味] 甘，苦，辛，涼。
[帰 経] 肝，肺経。
[効 用] 疏風清熱（☞ p.45 風熱犯肺証），平肝明目。
[応 用] ① 風熱表証に用いる。風熱証による頭痛，発熱，咽痛などの症状には茶叶（チャの葉）と一緒に煎じ，1日2回飲むと効果的である。
② めまい，目の充血，頭痛に用いる。肝熱，肝陽上降によるめまい，頭痛，目の充血などの症状には決明子（ケツメイシ：マメ科の決明（エビスグサ）の成熟した種子）を配合して常時飲用すると，平肝陽，清肝熱効果がある。
③ めまい，目がかすむときに用いる。肝陰虚肝陽症によるめまい，目がかすむときには枸杞子（クコの実）を配合して緑茶を入れ，茶の代わりに飲むと，養肝平肝，明目効果がある。
※ 菊花は白色，黄色の区別がある。白菊花は平肝明目作用が強く，黄菊花は疏風清熱作用がある。

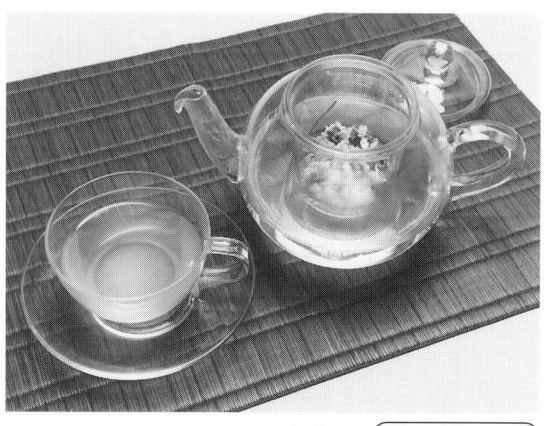

4人分　調理時間 5分

〈材料〉	〈分量〉	〈材料〉	〈分量〉
菊花（きくの花）	10 g	枸杞子（くこの実）	10 g
緑茶	10 g	熱湯	400 ml

〈作り方〉
ティーポットにきくの花，緑茶，くこの実を入れて，熱湯を注ぎ，茶のように抽出する。

〈調理の応用〉
きくの花を，くこの実，緑茶，水とともに5分間加熱して煮出す。
薬膳の基本は，毎日続けることであり，簡単に無理なく続けられる方法が好ましい。食材を茶として飲用する方法はお薦めである。

[その他の薬膳]【菊花粥】

〈材料〉	〈分量〉	〈材料〉	〈分量〉
菊花（きくの花）	10 g	白米	50 g

〈作り方〉
白米を粥にして，きくの花を加え，2〜3分加熱して，菊花粥を作る。

[調理のポイント]
食用菊は，浙江省抗州の抗白菊が代表的なものである。香りがよいのは，菊の花を摘みとり，直ちに蒸気で蒸して，乾燥させて，保存しているからである。

[栄養価]（1人分）

エネルギー (kcal)	タンパク質 (g)	脂質 (g)	炭水化物 (g)	食物繊維 (g)	食塩相当量 (g)
10.0	0.7	0.1	1.6	0	0

17 包心菜（キャベツ）　【包心菜の煮込み】

|食材分類| 補益。
|性　味| 甘，平。
|帰　経| 脾，胃経。
|効　用| 補益脾胃（☞ p.46 脾気虚証），緩急止痛。
|応　用| ① 脾胃虚弱の食欲不振に用いる。単品でゆでて，調味して食べる。
② 病後の回復期に用いる。豚肉を配合して炒める。あるいは鶏肉，卵，白芝麻（白ゴマ）などを一緒に配合して，常時食べることで脾を補い，食欲を促進することができる。
③ 胃・十二指腸潰瘍に用いる。新鮮な包心菜汁に蜂蜜を加えて飲むことで，鎮痛効果がある。

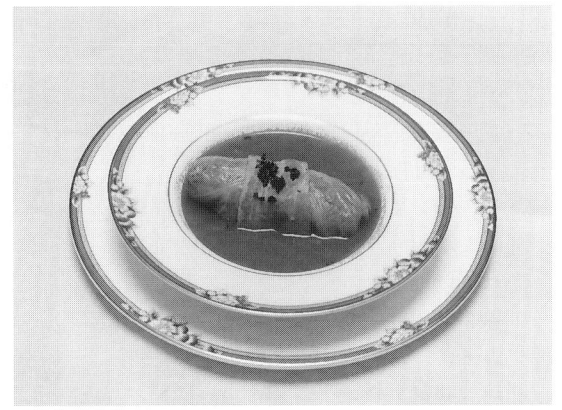

4人分　調理時間 45分

〈材　料〉

材料	分量	材料	分量
包心菜（キャベツ）	500 g	鶏スープ(p.105参照)	800 ml
食塩（1％食塩水用）	適量	A ｛ 小麦粉	10 g
たまねぎ	30 g	白ごま	30 g
しょうが	5 g	食塩	2 g
豚ひき肉	100 g	こしょう	少量
豆腐	100 g	B ｛ トマトピューレー	100 ml
鶏卵（1個）	50 g	コーンスターチ	5 g
かたくり粉	3 g	食塩	5 g
ベーコン	60 g	こしょう	少量

〈作り方〉
① キャベツは1％食塩入りの湯でゆでる。
② たまねぎとしょうがはみじん切りにする。
③ ボールに豚ひき肉，豆腐，卵と②とAを入れて混ぜ合わせる。
④ キャベツは4等分し，かたくり粉を軽くふり，③をのせ包み，ベーコンで巻く。
⑤ 鍋に鶏スープを入れ，④を入れ，約30分間煮込み，Bを入れて調味する。

調理のポイント

キャベツを煮込むとき，鍋底にバター10 gをぬり，ミルポア（香り野菜のセロリを30 g，たまねぎ30 g，にんじん30 g，ローリエ1枚）を入れると，香りよく仕上がる。

栄養価（1人分）

エネルギー (kcal)	タンパク質 (g)	脂質 (g)	炭水化物 (g)	食物繊維 (g)	食塩相当量 (g)
253.6	13.7	16.4	14.4	4.0	2.2

18 黄 瓜（キュウリ）　【黄瓜の五味子和え】

|食材分類| 清熱。
|性　味| 甘，涼。
|帰　経| 胃，膀胱経。
|効　用| 清熱止渇（☞ p.41 熱証），利水。
|応　用|
① 口渇などの症状に用いる。五味子（ゴミシ：チョウセンゴミシの実の乾燥品），梅干しを配合して，塩で調味して食べると，清熱生津止渇効果がある。
② 水腫，小便不利に用いる。単品で水，酢を入れて煮る。あるいは車前草（シャゼンソウ：オオバコ科の車前の全草）を配合して煎じて飲用する。

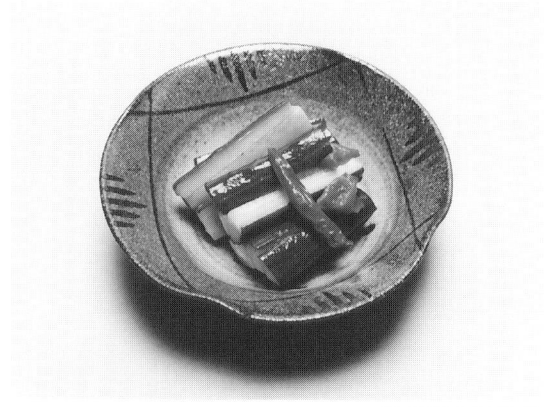

4人分　調理時間 5分

〈材料〉	〈分量〉	〈材料〉	〈分量〉
黄瓜（きゅうり）(2本)	250 g	A { とうがらし	3本
五味子（ゴミシ）	15 g	にんにく	10 g
梅干し	30 g	ねぎ	10 g
ごま油	25 ml	しょうが	10 g
はちみつ	20 ml	しょうゆ	15 ml
		レモン汁	15 ml

〈作り方〉
① きゅうりは縦半分に切り，ひょうし切りにする。
② 五味子は水につけ，梅干しはみじん切りにする。
③ 鍋にごま油を入れ，Aを入れ，ごま油に香りがついたら取り出し，①を入れて炒める。
④ ボールに，五味子，梅干し，はちみつ，しょうゆ，レモン汁を入れて合わせておく。
⑤ ④に③を入れて和える。

〈おいしいきゅうり〉
いぼがあり，さわると痛いものは新鮮。濃い緑色で，つや，はりがあるもので果肉が厚いもの。

調理のポイント

香り油を作るときは，香りの野菜は中火で炒め，とうがらしの赤色が茶色に変化したら取り出す。しょうがの辛味成分のジンゲロールやショウガオール，とうがらしのカプサイシン，にんにくのアリシン，ねぎの香り成分の硫化アリルがごま油に移行する。

栄養価 （1人分）

エネルギー (kcal)	タンパク質 (g)	脂質 (g)	炭水化物 (g)	食物繊維 (g)	食塩相当量 (g)
70.3	1.1	3.9	8.6	0.9	1.1

19 白　果（ギンナン）　【白果入り茶碗蒸し】

|食材分類| 止咳平喘。
|性　味| 甘，微苦，渋，平。
|帰　経| 肺，脾，腎経。
|効　用| 斂肺平喘（☞ p.45 肺気虚証，p.48 脾腎陽虚証），補脾止瀉，止滞縮尿。

|応　用|
① 肺虚による咳嗽，呼吸困難に用いる。単品を水で煎じて飲用する。あるいは豆乳，卵，木耳（キクラゲ）などを配合して一緒に食べる。
② 脾虚，脾腎両虚による下痢，帯下に用いる。蓮子（ハスの実），糯米（モチ米）を配合して蒸す。あるいは蓮子と鶏肉を一緒に蒸して食べる。
③ 腎気虚による頻尿，遺尿に用いる。羊肉，芡実（ケンジツ：スイレン科の芡の成熟種子の仁）を配合して煎じて飲用する。
④ 肝腎虚によるめまいに用いる。竜眼肉（リュウガンニク），大棗（ナツメ）を配合して水で煎じて，毎朝，空腹時に飲用すると，肝腎を補うことができる。

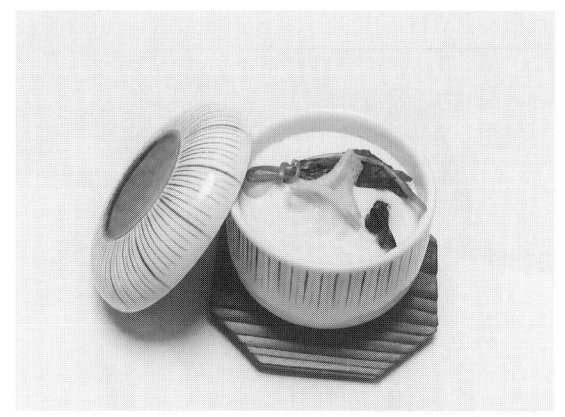

4人分　調理時間 25 分

〈材　料〉	〈分　量〉	〈材　料〉	〈分　量〉
白果（ぎんなん）	20 個	蓮子（はすの実）	12 個
鶏卵（2 個）	100 g	しいたけ（干）	4 枚
A 豆乳	400 ml	くり	4 個
食塩	4 g	鶏肉	80 g
淡口しょうゆ	5 ml	酒	10 ml
みりん	10 ml	みつば	20 g
なつめ	4 個		

〈作り方〉
① 卵を溶きほぐして，Aを入れて混ぜる。
② ぎんなんは緑色にゆでる。
③ なつめ，はすの実，しいたけ，くりは水でもどし，やわらかく煮る。
④ 鶏肉は薄切りして，酒をかけておく。
⑤ 茶碗に②③④を入れ，①の卵液を流し入れて，蒸し器で約15分間蒸す。
⑥ ⑤に結びみつばをのせて，ふたをする。

調理のポイント

茶碗蒸しの卵とだし汁の割合は，1：4または1：3にする。蒸すとき，ふたをしないほうが出来具合がわかる。そのため，蒸し器の下につゆどめとしてふきんをしく。卵液にすができないように，蒸し器にはしを1本はさんで蒸気を少しぬく。

〈煮切りみりん〉
みりんを鍋に入れ，火にかけてアルコール分を燃焼させる。風味がまろやかになる。

栄養価（1人分）

エネルギー(kcal)	タンパク質(g)	脂質(g)	炭水化物(g)	食物繊維(g)	食塩相当量(g)
295.6	13.9	10.3	37.8	4.3	1.4

20 枸杞子（クコの実） 【枸杞子入り長寿飯】

- **食材分類** 補益。
- **性　味** 甘，平。
- **帰　経** 肝，肺，腎経。
- **効　用** 補肝腎（☞ p.48 肝腎陰虚証），明目，潤肺。
- **応　用**
  ① 肝腎虚による目がかすむ，めまいのときに用いる。白菊花を配合して明目の効果を強め，茶の代わりに毎日飲む。あるいは，ご飯の中に枸杞子を入れて常時食べると，補肝腎，明目の効果があり，また，卵と一緒に食べると効果が強まるといわれている。
  ② 自律神経失調症，貧血に用いる。卵と一緒に煮て食べると，補う効果がある。
  ③ 腎虚による腰や膝がだるくて力がない，冷えなどの症状が現れたときに用いる。羊の腎臓を配合して粥を作り，常時食べるとよい。
  ④ 肝腎不足，心脾両虚によるめまい，目がかすむ，視力減退，動悸，不眠，健忘などの症状があるときに用いる。竜眼肉（リュウガンニク）を配合して，米酒に30日漬けて毎日10mlを飲む。
  ⑤ 肺腎陰虚の慢性咳嗽に使用する。

介入研究例

枸杞子には，活性酸素を消去するメラトニンという抗酸化性物質が含まれている。メラトニン含有食品を摂取することで，血液中のメラトニン濃度が上昇し，酸化障害を軽減する[1,2]。このような酸化障害抑制作用は，肝臓障害にも効果があることが報告されている[3]。

1) Biochem Mol Biol Int, 1995; 35: 627-634.
2) J Cerebr Blood Flow Metab,1999; 19: 511-519.
3) Biol Pharm Bull. 2002; 25: 390-392.

栄養価（1人分）

エネルギー(kcal)	タンパク質(g)	脂質(g)	炭水化物(g)	食物繊維(g)	食塩相当量(g)
455.3	9.0	2.4	93.1	0.8	1.3

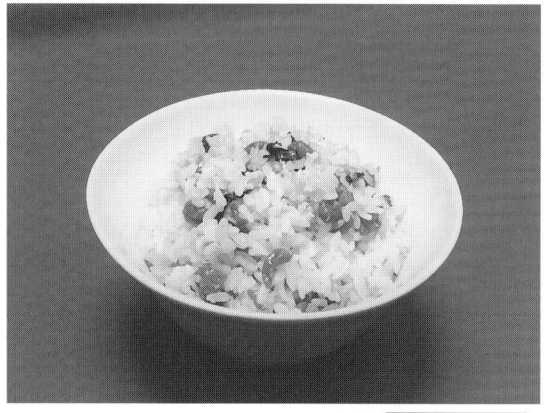

4人分　調理時間 20 分

〈材　料〉	〈分　量〉	〈材　料〉	〈分　量〉
枸杞子（くこの実）	60 g	米	480 g
酒	15 ml	水	720 ml
鶏卵（1個）	50 g	食塩	5 g
みつば	20 g	酒	15 ml

〈作り方〉
① くこの実は酒でもどしておく。
② 卵は溶きほぐし，みつばは塩ゆでしておく。
③ 米は洗って，ざるにうちあげる。
④ 鍋に③と水と塩と酒を入れ，炊く。
⑤ 蒸らしに入るとき，表面にポツポツあいた穴に溶き卵を入れる。
⑥ ⑤にみつばとくこの実を入れて混ぜて，器に盛る。

その他の薬膳【枸杞子酒】

〈材　料〉	〈分　量〉	〈材　料〉	〈分　量〉
枸杞子（くこの実）	200 g	ホワイトリカー（ウイスキー・ブランデー）	1800 ml
氷砂糖	400 g		

〈作り方〉
① くこの実はさっと熱湯をかけて洗い，ざるの上で水分を除く。
② ビンの中に氷砂糖と酒を入れ，①を入れる。
③ 約1か月過ぎてから飲用する。
※ 枸杞子酒は，1年間たてばあめ色になり，香りと味が深まり，おいしくなる。

21 葛根(クズの根) 【葛芝麻豆腐】

- **食材分類** 解表。
- **性　味** 辛, 甘, 涼。
- **帰　経** 脾, 胃経。
- **効　用** 解表退熱 (☞ p.41 熱証), 生津止渇, 止瀉。
- **応　用**
  ① 外感表症に最も適している。風寒表症, 悪寒, 発熱, 頭痛などが現れた場合, 生姜, 大棗 (ナツメ) を加えて煎じて飲用すると発散風寒解表効果がある。発熱, 悪寒, 咽痛などの症状がみられる風熱表症には, 菊花を配合して煎じて飲用する。
  ② 口渇に適する。葛根粉と芝麻 (ゴマ) などを配合して一緒に飲食すれば, 口渇を改善することができる。
  ③ 下痢のときに用いる。粉にして飲用する。

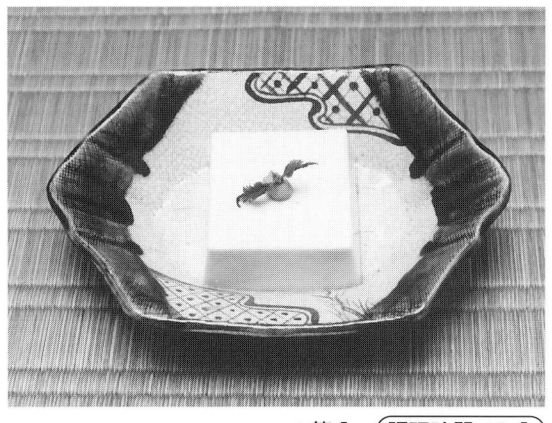

1 箱分　調理時間 20 分

〈材　料〉	〈分　量〉	〈材　料〉	〈分　量〉
葛根(葛粉)	65 g	砂糖	20 g
白芝麻(白ごま)	65 g	食塩	2 g
菊花(きくの花)	20 g	おろししょうが	5 g
水	500 ml	しょうゆ	15 ml
しょうが汁	15 ml		

〈作り方〉
① 白ごまは軽く煎って, すりばちで熱いうちにすりつぶす。
② きくの花は水を入れて5分間煮て, こす。
③ ①に葛粉, ②の浸出液を加えて砂糖, 塩で調味し, 混ぜて, こす。
④ 鍋に③を入れ, 約15分間練り, 最後にしょうが汁を加え, 流し箱に流して固める。
⑤ ④を切って皿に盛り, ②のきくの花とおろししょうがを天盛りして, しょうゆをかける。

調理のポイント

葛豆腐のように仕上げた形を長く保つには, ブレーク・ダウン (粘度低下) の小さいでん粉を用いる。本葛粉は, ブレーク・ダウン可塑性に優れている。ときとして, さつまいもでん粉で代用されているなみ葛もあるので要注意。

栄養価 (全)

エネルギー (kcal)	タンパク質 (g)	脂質 (g)	炭水化物 (g)	食物繊維 (g)	食塩相当量 (g)
707.3	14.4	35.4	90.3	8.7	4.4

22 海蜇(クラゲ) 【海蜇の和え物】

- **食材分類** 化痰。
- **性　味** 鹹, 平。
- **帰　経** 肺, 腎経。
- **効　用** 清熱化痰 (☞ p.45 燥邪犯肺証), 潤腸通便。
- **応　用**
  ① 肺燥の乾咳, 痰熱による咳嗽, 粘稠な痰の喀出困難, 黄色痰などの症状に用いる。蘿卜（ダイコン）を配合して, あるいは単品で煎じて飲用する。
  ② 腸燥便秘のときに用いる。単品か, あるいは黄瓜（キュウリ）, 番茄（トマト）などを配合して, 常時食べると, 腸燥を潤す効果がある。
  ③ 胃・十二指腸の潰瘍に用いる。大棗（ナツメ）, 黒砂糖を配合して煎じ, 濃縮したものを, 1日2回飲む。

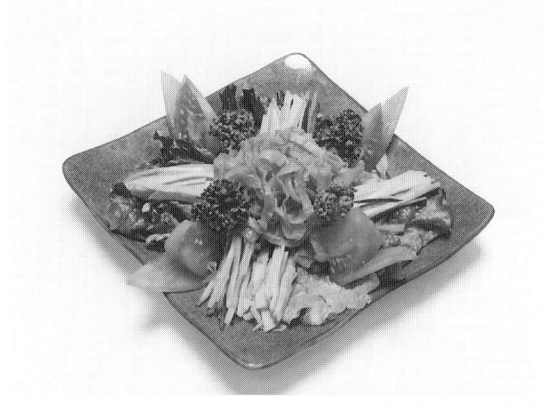

4人分　調理時間 20分

〈材料〉	〈分量〉	〈材料〉	〈分量〉
海蜇（塩くらげ）	100 g	A 酢	45 ml
ハム（薄切り）	100 g	A 砂糖	20 g
きゅうり	100 g	A しょうゆ	30 ml
トマト（小1個）	150 g	A 練りからし	少量
なつめ	12個	サニーレタス	120 g
黒砂糖	50 g	パセリ	適量
水	200 ml		

〈作り方〉
① もどしたくらげは長さ5～6 cmのせん切りにして, 約80℃の湯につけ, 冷水にとり, 水気を切る。
② ハムときゅうりは4 cmのせん切りにする。
③ トマトはくし型に切る。
④ なつめは洗って, 黒砂糖と水を入れ, やわらかく煮る。
⑤ Aのつけ汁を合わせて, ①を和える。
⑥ 皿にサニーレタスをしき, ⑤を盛り, ②③④を色どりよく盛り合わせ, パセリを添える。

調理のポイント

塩くらげは, 洗って水に2～3時間浸して塩抜きする。臭みがあるため, タン酸（重炭酸ナトリウム）でもみ洗いして使う。塩くらげは熱湯につけると, 収縮して固くなるので注意する。

栄養価 (1人分)

エネルギー (kcal)	タンパク質 (g)	脂質 (g)	炭水化物 (g)	食物繊維 (g)	食塩相当量 (g)
167.6	7.4	3.7	27.5	2.0	1.8

23 栗（クリ） 【栗の渋皮煮】

- **食材分類** 補益。
- **性　味** 甘，温。
- **帰　経** 脾，腎経。
- **効　用** 補益脾胃（☞ p.46 脾気虚証），補腎強筋骨。
- **応　用**
  ① 脾胃虚寒による下痢に使用する。大棗（ナツメ）を配合して，粥を作り，砂糖を少し入れ，毎日1回食べると，温胃健脾止瀉の効果があるといわれている。
  ② 長患いや，病後の衰弱には，栗に黒砂糖を入れてスープを作り，弱火で煮て，寝る前に飲むと，健脾補腎の作用がある。
  ③ 腎虚による呼吸困難などの症状に用いる。豚肉と生姜を配合して煮たものを1日1回食べることで，補腎平喘の効果があり，腎虚喘息を改善することができる。

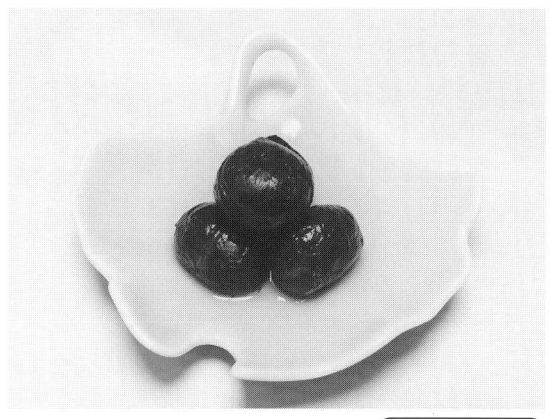

4人分　調理時間 60分

〈材料〉	〈分量〉	〈材料〉	〈分量〉
栗(くり)(上質の大きいもの)(12個)	400 g	酒	30 m*l*
水	600 m*l*	A 黒砂糖	100 g
重曹	8 g	食塩	1 g
しょうが	10 g		

〈作り方〉
① くりは鬼皮を除く。
② 鍋に①と水と重曹を入れ，沸騰後数分間煮ると，くりの渋皮の筋が簡単に離れるようになる。
③ くりの渋皮の筋を竹串で除く。
④ 鍋に③を入れて弱火で煮て，渋やあくが出たらゆでこぼしをする。この作業を4〜5回くり返す。
⑤ ④にAを入れ，弱火でことこと煮含める。
⑥ 煮詰まったら，好みでしょうがを入れて仕上げる。

調理のポイント
くりの鬼皮，渋皮をむくとき，くりの身にキズをつけると，くりが煮くずれた渋皮煮ができる。くりを熱湯の中に浸して，十分にふやかして皮をむくと上手にむける。

栄養価（全）

エネルギー(kcal)	タンパク質(g)	脂質(g)	炭水化物(g)	食物繊維(g)	食塩相当量(g)
1042.7	13.0	2.0	238.8	16.8	2.1

24 胡桃仁(クルミ)【胡桃仁と黒芝麻のかりんとう】

- **食材分類** 補益。
- **性　味** 甘，温。
- **帰　経** 肺，腎，大腸経。
- **効　用** 補腎，温肺，潤腸 (☞ p.48 肺腎陰虚証)。
- **応　用**
  ① 腎虚による腰痛，手足の無力に，杜仲（トチュウ：トチュウ科の杜仲の幹皮）などの補腎薬と一緒に配合して用いる。また，塩で炒めるか，あるいは砂糖で調味して食べると，補腎効果がある。
  ② 肺腎両虚による喘息，咳に用いる。胡桃仁，胡蘿卜（ニンジン），生姜と一緒に刻んで食べると効果がある。
  ③ 老人の便秘に用いる。生の胡桃仁を少量の蜂蜜と混ぜて飲食する。

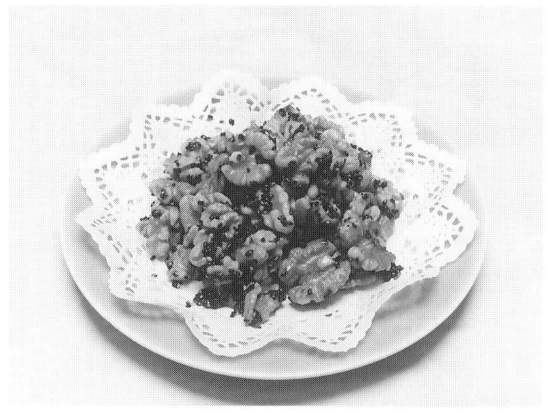

4人分　調理時間 15 分

〈材　料〉	〈分　量〉	〈材　料〉	〈分　量〉
胡桃仁（くるみ）	150 g	水	20 ml
揚げ油	適量	黒芝麻（黒ごま）	30 g
砂糖	60 g		

〈作り方〉
① くるみは160℃で油通しをする。
② 鍋に砂糖と水を入れ火にかけ，砂糖液を煮つめる。
③ ②に泡が出て煮立つ程度になったら，①を入れ，からめてから黒ごまを入れる。
④ ③を金網の上で乾かして，皿に盛る。

介入研究例

胡桃仁の摂取は，血清脂質である中性脂肪，総コレステロール，LDLコレステロールを減少させる[1,2,3]。

1) N Engl J Med., 1993 Mar 4; 328(9): 603-7.
2) Int J Vitam Nutr Res. 2002 Oct; 72(5): 341-7.
3) Eur J Clin Nutr. 2002 Jul; 56(7): 629-37.

栄養価 (全)

エネルギー(kcal)	タンパク質(g)	脂質(g)	炭水化物(g)	食物繊維(g)	食塩相当量(g)
1414.8	27.8	118.8	82.6	14.5	1.0

調理のポイント

濃厚砂糖溶液を加熱すると，シロップ状から糖度が高まり，フォンダン（砂糖衣），抜糸（バース），カラメルと，色相と状態が変化する。かりんとうは，砂糖液を115℃～120℃まで熱して材料を加え，手早くかき混ぜて結晶を付着させる。

25 黒木耳（黒キクラゲ）　【鯛と黒木耳の姿蒸し】

- **食材分類** 補益。
- **性味** 甘，平。
- **帰経** 肺，胃，肝経。
- **効用** 潤肺養陰（☞ p.45 肺陰虚証），涼血止血。
- **応用**
  ① 肺陰虚による乾咳，粘稠痰，喀出困難などの症状には，百合，蜂蜜を配合して，あるいは単品で氷砂糖を加えて蒸して飲食する。
  ② 下血，性器出血に用いる。黒くなるまで炒めてから，粉末にして湯を入れて飲用する。
  ③ 貧血，体が弱い人に用いる。大棗（ナツメ）を配合して煎じ，あるいは，番茄（トマト），卵，黄豆芽（マメモヤシ）などを配合し，スープを作り，常時飲食すると，補腎益血の効果がある。

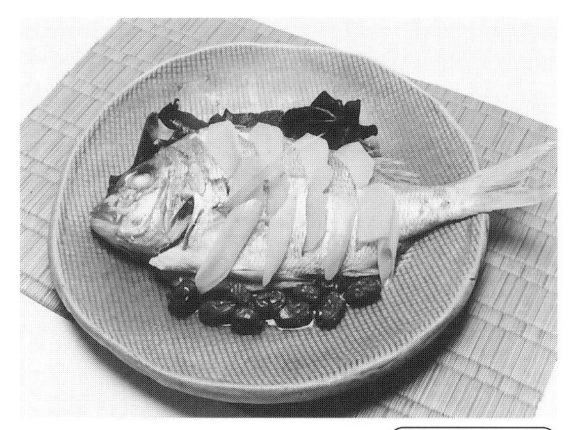

4人分　調理時間 35 分

〈材料〉

材料	分量	材料	分量
黒木耳（黒きくらげ）	40 g	ねぎ	40 g
鯛（たい）（1尾）	500 g	A 紹興酒	30 ml
紹興酒	15 ml	砂糖	5 g
食塩	5 g	食塩	5 g
なつめ	12 個	香菜	15 g
しょうが	40 g		

〈作り方〉
① たいはうろこと内臓を取り，きれいに洗って，紹興酒と塩で下味をつける。
② 黒きくらげとなつめは水でもどす。
③ たいの表と裏側に 3〜4 か所，切り込みを入れる。
④ たいの切り込みに，しょうがをはさむ。
⑤ ②を鍋に入れ，弱火で 20 分間煮る。
⑥ ④を皿にのせ，⑤とねぎを加え，Aを入れ，強火で 15 分間蒸す。
⑦ 蒸しあがったら，香菜を添える。

栄養価（1人分）

エネルギー (kcal)	タンパク質 (g)	脂質 (g)	炭水化物 (g)	食物繊維 (g)	食塩相当量 (g)
301.2	28.5	13.9	14.6	6.9	2.6

調理のポイント

きくらげの乾燥品は肉厚で，かたくしっかり乾燥しているものを選ぶこと。細かく砕けたものや，肉が薄いものは質がよくない。

26 醋（クロズ）　【水餃子の香醋添え】

[食材分類] 消食。
[性　味] 酸，甘，平。
[帰　経] 胃，肝経。
[効　用] 消食開胃（☞ p.46 食滞胃腸証），活血止血，解毒。
[応　用]
① 消化不良による下痢に用いる。濃い茶汁を醋に入れ，温かいうちに飲むと，消食積効果がある。
② 食欲不振に用いる。黄瓜（キュウリ），蕺菜（ドクダミ）などを配合して食べると，食欲が増進する。
③ 動脈硬化に用いる。花生（ラッカセイ），あるいは卵を醋漬けにして，連続して飲用すると，活血作用によって動脈硬化を改善することができる。
④ 吐血，下血などに用いる。単品で飲用する。
⑤ 食物中毒による嘔吐，下痢に用いる。醋に漬けた大蒜（ニンニク）を食べることで，解毒の効果がある。

調理のポイント
酢には料理に酸味を与える，タンパク質を凝固させる，野菜の変色を防止する，魚の臭みを消す作用がある。そして，酢を上手に使うと減塩になり，薄塩味でおいしく食べられる。また，酢は料理の油っぽさをやわらげるので，油を使った材料に酢は必要不可欠である。

栄養価（1人分）

エネルギー(kcal)	タンパク質(g)	脂質(g)	炭水化物(g)	食物繊維(g)	食塩相当量(g)
301.7	12.4	9.4	38.8	2.0	1.1

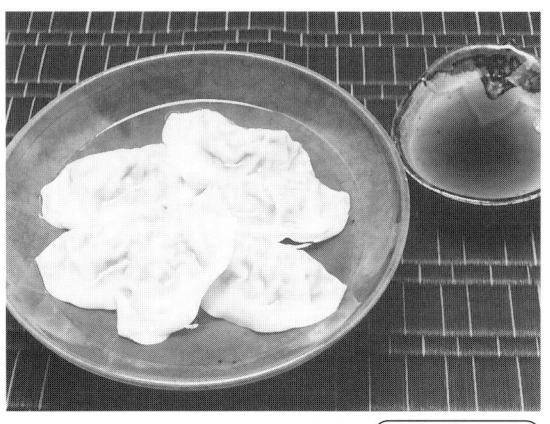

4人分　調理時間 40分

〈材料〉〈分量〉

A
- はくさい　130 g
- 白ねぎ　25 g
- にら　20 g
- 豚ひき肉　150 g
- 食塩　2.5 g
- しょうゆ　5 ml
- こしょう　少量
- ごま油　3 ml
- 酒　5 ml

B
- 強力粉　100 g
- 薄力粉　100 g
- 食塩　1 g
- ラード　8 g
- 水　100 ml

- 香醋（黒酢）　40 ml
- しょうが　10 g

〈作り方〉

1．あん（A）
① はくさいはゆでて水分を切り，みじん切りにする。
② 白ねぎ，にらはみじん切りにする。
③ ボールに豚ひき肉と①②と調味料を入れて，よく混ぜる。

2．皮（B）
① Bの材料をボールに入れ，よくこねて，しばらくねかす。
② 1個20 gに分ける。
③ 麺棒を使って丸くのばす。

3．仕上げ
① 皮にあんを入れて，ひだを少なくして包む。
② 沸騰した湯に①を入れ，ゆでる。
③ ゆであがったらざるに取り，皿に盛る。
④ 黒酢にしょうがのみじん切りを入れたタレを添える。

27 黒大豆（クロダイズ） 【黒大豆のふっくら煮】

|食材分類| 補益。
|性　味| 甘，平。
|帰　経| 脾，腎経。
|効　用| 補腎益陰（☞p.47 腎陰虚証），健脾利水，解毒。
|応　用|
① 腎陰虚による耳鳴り，難聴，消渇などに用いる。単品で煎じて飲用する。あるいは4～5時間，やわらかくなるまで煮て調味して食べる。
② 腎陽虚によるインポテンツ，冷え症などに，単品で煮て食べる。
③ 病後衰弱の自汗，盗汗に用いる。大棗（ナツメ），浮小麦（フショウバク：イネ科の小麦の未成熟のやせた粒）を配合して，水で煎じて飲用する。
④ 腎虚水腫に用いる。薏苡仁（ヨクイニン：イネ科の薏苡（ハトムギ）の成熟種子）を配合して食べると，利水消腫の効果がある。
⑤ 薬物，食物の中毒に用いる。甘草を配合して水で煎じて飲用すると，解毒作用がある。

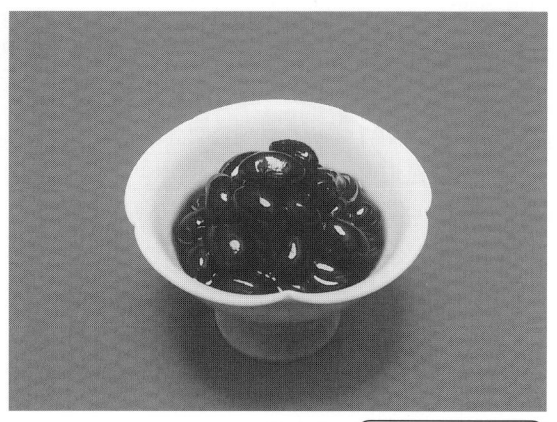

10人分　調理時間　4時間

〈材　料〉	〈分　量〉	〈材　料〉		〈分　量〉
黒大豆	450 g		熱湯	1200 ml
釘	数本		中ざら糖	200 g
しょうが汁	3 ml	A	食塩	5 g
			淡口しょうゆ	30 ml
			重曹	2 g

〈作り方〉
① 黒大豆はよく洗う。
② 鍋にAを入れ沸騰させ，①と釘を入れて5時間おく。
③ ②を火にかけ，沸騰したらあくを取り，差し水をし，ふきこぼさないように，約3時間やわらかくなるまで煮る。
④ 釘を取り出し，仕上げにしょうが汁を入れる。

栄養価（全）

エネルギー (kcal)	タンパク質 (g)	脂質 (g)	炭水化物 (g)	食物繊維 (g)	食塩相当量 (g)
2667.6	160.6	85.5	329.4	77.0	10.7

調理のポイント

豆のふっくら煮は，豆を浸漬して膨潤させてから加熱する。黒大豆の黒色を保つためには，鉄釘を入れると錯酸を作り，色が彩やかになる。

28 桑　椹（クワの実）【桑椹のマフィン】

|食材分類| 補益。
|性　味| 甘，寒。
|帰　経| 肝，腎経。
|効　用| 補益肝腎（☞ p.48 肝腎陰虚証），滋陰養血。
|応　用|
① 肝腎両虚によるめまい，病的白髪，難聴などの症状があるときに枸杞子（クコの実）を配合して飲食する。あるいは，卵，牛乳と配合して毎日食べるとよい。
② 血虚による頭がふらつくとき，耳鳴り，便秘があるときに用いる。何首烏（カシュウ：タデ科の何首烏の塊状根），芝麻（ゴマ）を配合すると，養血潤腸通便の効果がある。
③ 自汗，盗汗に用いる。五味子（ゴミシ：チョウセンゴミシの実の乾燥品）を配合して，水で煎じて飲用する。滋陰止汗効用がある。

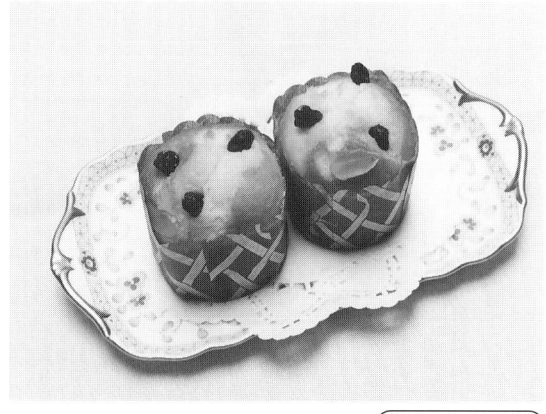

4人分　調理時間 25分

〈材　料〉	〈分　量〉	〈材　料〉	〈分　量〉
桑椹（くわの実）	30 g	鶏卵（1個）	50 g
小麦粉	200 g	牛乳	180 ml
ベーキングパウダー	10 g	ラム酒	30 ml
バター	30 g	白ごま	20 g
砂糖	30 g	はちみつ	15 ml

〈作り方〉
① くわの実を，ラム酒につけてもどす。
② 小麦粉とベーキングパウダーを混ぜて，2回ふるいにかける。
③ ボールにバターと砂糖を入れ，クリーム状になるまで混ぜる。
④ ③に卵と牛乳を入れて混ぜて②を入れる。
⑤ ④に①と白ごま，はちみつを入れてマフィン型に入れて，170〜180℃のオーブンで15分間焼く。

〈調理の応用〉
このマフィンの生地に牛乳を 50 ml 追加すると，ホットケーキ用の生地になる。

栄養価 （1人分）					
エネルギー (kcal)	タンパク質 (g)	脂質 (g)	炭水化物 (g)	食物繊維 (g)	食塩相当量 (g)
378.8	8.1	12.6	52.3	1.8	0.5

調理のポイント

小麦粉にベーキングパウダーを混ぜるときは，3〜5％を目安にする。ベーキングパウダーは，生地に炭酸ガスを発生させる膨化剤である。

29 鯉　魚（コイ）　【鯉魚の丸揚げ甘酢あんかけ】

|食材分類| 利水滲湿。
|性　味| 甘，平。
|帰　経| 脾，胃経。
|効　用| 利水消腫（☞ p.43 水腫証），通乳，健脾。
|応　用|
① 浮腫に用いる。冬瓜，生姜，葱（ネギ）などを配合して，スープを作る。あるいは赤小豆（アズキ）と一緒に煎じて飲むと，利尿作用がある。
② 産後乳汁が少ないときに用いる。単品で煮ると，乳汁の分泌が増加される。
③ 脾虚による食欲不振に用いる。黄酒（p.85参照），生姜，葱などを配合して，醤油，砂糖などの調味料を入れ，やわらかく煮る。あるいは酢，砂糖で調味してもよい。

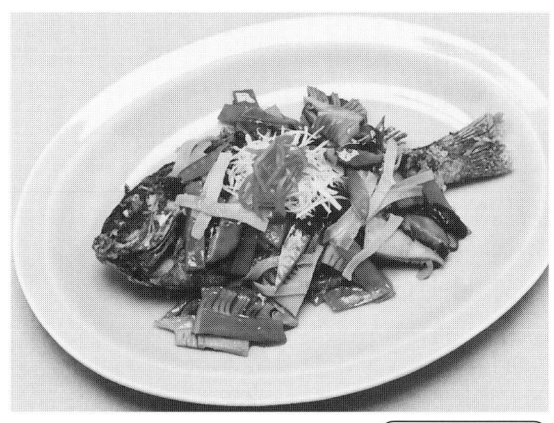

4人分　調理時間 30 分

〈材　料〉　〈分　量〉　〈材　料〉　〈分　量〉

	材料	分量	材料	分量
	鯉魚（こい）	1000 g	かたくり粉	30 g
A	食塩	5 g	揚げ油	適量
	こしょう	0.5 g	油	15 ml
	紹興酒	30 ml	鶏スープ(p.105参照)	400 ml
	しょうが	15 g	しょうゆ	60 ml
	ねぎ	15 g	B　酢	60 ml
	たけのこ	80 g	砂糖	40 g
	にんじん	100 g	水溶きかたくり粉	20 g
	しいたけ(干)(5個)	15 g	しょうが(紅しょうが)	10 g
	ねぎ（1本）	100 g	卵（薄焼き）	1/2 個
	きぬさやえんどう	8 枚		

〈作り方〉
① こいの眉ていをたたいて気絶させ，ウロコを払いエラと内臓を取る。
② こいの両面に，4 cm 間隔に切り目を入れる。
③ 野菜は柳の葉ぐらいのせん切りにする。
④ ②にAで下味をつける。
⑤ ④の水分を除き，かたくり粉をつけて，170℃の油できつね色にカラッと揚げる。
⑥ ③は油通しする。
⑦ 鍋に油を入れ，しょうが，ねぎを入れて香りをつけて取り出す。
⑧ ⑦に⑥を入れ炒め，鶏スープを入れ，Bで調味して，水溶きかたくり粉でとろみをつける。
⑨ ⑤のこいを皿に盛り，⑧の甘酢あんをかけて，塩ゆでしたきぬさやえんどう，紅しょうが，薄焼き卵を飾る。

|調理のポイント|
あんかけのでん粉の濃度は 3〜6％，その種類は，粘性が高く透明度の高いじゃがいもでん粉を用いる。ダマにならないように，でん粉：水は 1：2 の割合にする。

|栄養価|（1人分）

エネルギー(kcal)	タンパク質(g)	脂質(g)	炭水化物(g)	食物繊維(g)	食塩相当量(g)
616.5	48.9	30.2	33.1	4.4	3.7

30 胡 椒（コショウ）【山薬と牛肉の二黒炒め】

食材分類 温裏。

性 味 辛，熱。

帰 経 脾，胃経。

効 用 温中散寒（☞ p.46 脾陽虚証），和胃止嘔，止痛。

応 用
① 胃寒による上腹部の冷痛，水様の嘔吐などの症状に用いる。生姜，紫蘇を配合して煎服する。あるいは生姜，大棗（ナツメ）を配合して使用する。胡椒15gを洗浄した豚の胃袋に入れて両端をくくり，煮て食べると，胃寒による嘔吐，痛みなどの症状に効果があるといわれている。
② 生理痛に用いる。寒性の生理痛には1gの胡椒粉を20mlの酒に入れて，ゆっくり飲むと，鎮痛散寒効果があるといわれている。

介入研究例

1日2.5gの赤胡椒を摂取すると，消化器症状が有意に改善する[1]。朝食に赤胡椒を添加すると，昼食の脂肪，タンパク質の摂取量が減少する[2]。

1) Aliment Pharmacol Ther. 2002 Jun; 16(6): 1075-82.
2) Br J Nutr. 1999 Aug; 82(2): 115-23.

栄養価（1人分）

エネルギー (kcal)	タンパク質 (g)	脂質 (g)	炭水化物 (g)	食物繊維 (g)	食塩相当量 (g)
241.8	13.0	15.7	10.9	1.5	0.8

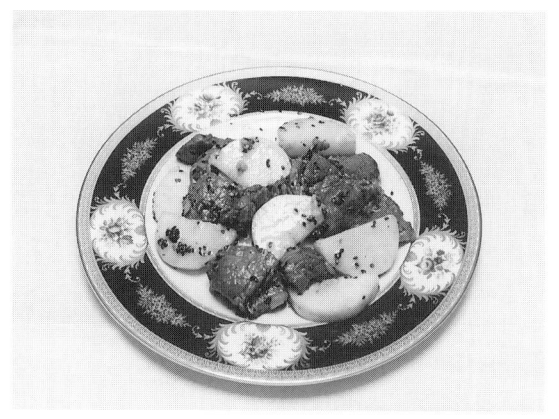

4人分　調理時間 15分

<材料>	<分量>	<材料>	<分量>
黒胡椒（黒こしょう）	5 g	油	15 ml
山薬（やまいも）	200 g	しょうが	15 g
牛肉	200 g	にんにく	20 g
しょうが汁	10 ml	赤とうがらし	1本
酒	10 ml	食塩	4 g
黒ごま	20 g	紹興酒	適量
ごま油	15 ml		

<作り方>
① やまいもは皮をむき，5 mm幅の輪切りにする。
② 牛肉はうす切りして，しょうが汁，酒をかけておく。
③ 黒こしょうと黒ごまは，粗いみじん切りにする。
④ 鍋にごま油，油を入れ，しょうが，にんにく，赤とうがらしを熱し，油に香りがついたら取り出し，①②を炒め，塩，紹興酒，③で味を調える。

調理のポイント

紹興酒とは，紹興地方に産する黄酒の総称である。
黄酒は米を原料とし，中国で最も古酒である。黄酒は，日本の清酒に相当し，調味料として使用するとこくが出る。

31 芝麻(ゴマ) 【芝麻揚げ団子】

- **食材分類** 補益。
- **性　味** 甘，平。
- **帰　経** 肝，腎経。
- **効　用** 補肝腎，潤腸通便（☞ p.48 肝腎陰虚証）。
- **応　用**
① 肝腎両虚に用いる。頭がふらつく，目がかすむ，耳鳴りなどの症状が現れるときに桑椹（クワの実）と配合して食べる。
② 腸燥便秘に用いる。老人あるいは体質の弱い人の便秘には，芝麻を炒めて蜂蜜と一緒に飲用する。
※ 「芝麻粥」（芝麻を炒めて作った粥）を毎日続けて食べるか，または，「芝麻茶」（芝麻＋茶叶（チャの葉））を茶の代わりに飲むと，肝腎両虚証，便秘に効果がある。

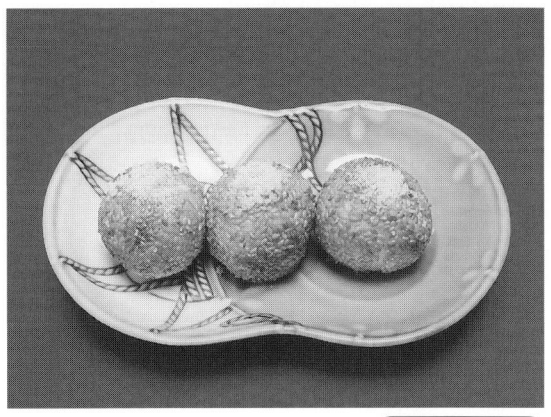

4人分　調理時間 25 分

〈材料〉	〈分量〉	〈材料〉	〈分量〉
白芝麻（白ごま）	35 g	白玉粉	150 g
A ┌ 黒芝麻（黒ごま）	20 g	水	150 ml
│ 竜眼肉	6個	あずきあん	50 g
│ 煎り黒大豆	20 g	黒砂糖	20 g
└ 枸杞子（くこの実）	20 g	はちみつ	20 g
		揚げ油	適量

〈作り方〉
① ボールに白玉粉と水を入れて，耳たぶのやわらかさにこねる。
② Aの材料を細かいみじん切りにする。
③ 鍋にあずきあん，②，黒砂糖，はちみつを入れて加熱し，あんを練る。
④ ①を 12 等分にし，③を包む。
⑤ ④に白ごまをつけて，150～160℃の油で揚げる。

〈調理の応用〉
中国の旧暦 1 月 15 日は元宵節といい，団子を作って供えたのが，日常の点心になった。
白玉粉の団子は，白ごまをつけないでゆでる。桂花（きんもくせいの花）で香りをつけたシロップの中に浮かせて，一緒に供する。

調理のポイント
ごまは食べる直前に，2～3粒はじける程度に煎ると風味がよい。ごまはそのままでは消化吸収が悪いため，必ず"する"か"切る"かして調理する。
白玉粉は寒ざらし粉とも呼び，もち米を原料としたものである。うるち米を原料とした上新粉に比べて，粘性が高い。

栄養価（1人分）

エネルギー (kcal)	タンパク質 (g)	脂質 (g)	炭水化物 (g)	食物繊維 (g)	食塩相当量 (g)
297.7	8.4	9.2	46.0	3.5	0

32 地 瓜（サツマイモ）【地瓜のあめ煮】

|食材分類| その他。
|性　味| 甘，平。
|帰　経| 脾，胃，大腸経。
|効　用| 補益脾胃（☞ p.46 胃気虚寒証），通便，生津止渇。
|応　用|
① 脾胃虚弱によるだるさに用いる。蜂蜜，黒砂糖を配合して煮る。あるいは，油で揚げて，砂糖衣をまぶして，熱いうちに食べると補脾開胃の効果がある。
② 肥満，便秘に用いる。米を配合して粥を作り，1日2回食べると，減肥，通便などの効果がある。
③ 老人の腎陽虚に用いる。四肢が冷える，夜尿が多い，腰痛など老人腎陽虚の症状があるときは，米酒を入れて煮ると補腎助陽の作用がある。

調理のポイント

さつまいもはβ-アミラーゼを多く含み，30～60℃の温度帯で甘味が強くなる。

あめの煮つめる程度によって，銀絲，金絲がある。銀絲は砂糖液を130℃に煮つめる。温度が高い光沢のあるあめは糸になる。金絲は砂糖液を150℃まで煮つめたもので，カラメル化して色の着いた糸になる。

砂糖に水あめや酢を加えてあめを作ると，ショ糖がブドウ糖と果糖に加水分解され，転化して，甘味が増し，結晶化を抑制する。

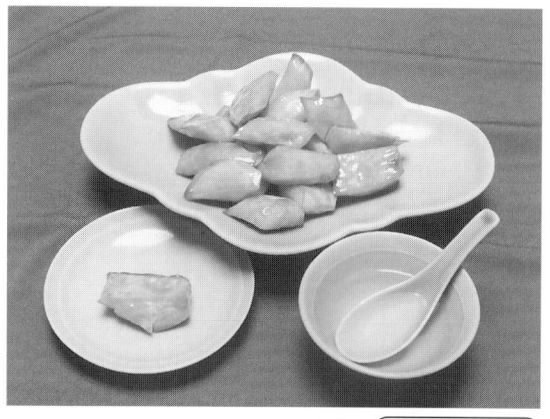

4人分　調理時間 20分

〈材料〉
〈材　料〉	〈分　量〉	〈材　料〉	〈分　量〉
地瓜（さつまいも）	300 g	A ┌ 砂糖	50 g
油	適量	｜ 黒砂糖	50 g
酢	少量	└ 水	30 mℓ

〈作り方〉
① さつまいもは皮をむいて少し長めの乱切りにし，水にさらす。
② 160℃の揚げ油に①の水を切ったさつまいもを入れて，きつね色に揚げる。冷めないように保温しておく。
③ 鍋にAと酢を入れて火にかけ，糸を引く程度に煮詰まったら②を入れて手早くかき混ぜ，あめを全体にからめて，油を塗った盛り皿に取る。
④ 水を入れた容器を添えて，熱いうちに供する。さつまいもは，あめの糸を引いて熱いので，水に一度つけると食べやすくなる。

〈調理の応用〉
やまいもやぎんなん，くりを同様に調理する。

栄養価（1人分）

エネルギー(kcal)	タンパク質(g)	脂質(g)	炭水化物(g)	食物繊維(g)	食塩相当量(g)
191.3	1.1	0.2	47.3	1.7	0

33 芋 头(サトイモ) 【芋头のふるさと煮】

[食材分類] その他。
[性　味] 甘，辛，平。
[帰　経] 脾，胃経。
[効　用] 補益脾胃（☞ p.46 脾気虚証），散結。
[応　用] ① 脾胃虚弱による少食，だるさの症状に用いる。豚肉と一緒に煮て常時飲食すると，補益脾胃の効果がある。
② 葱（ネギ）を配合して炒めるか，あるいは米と一緒に粥を作って食べると，散結作用がある。

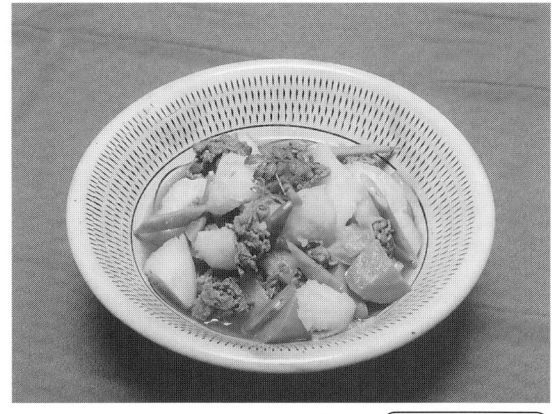

4人分　調理時間 30 分

〈材料〉	〈分量〉	〈材料〉	〈分量〉
芋头（さといも）	300 g	油	13 ml
豚肉	300 g	だし汁	400 ml
にんじん	80 g	A しょうゆ	30 ml
たけのこ	100 g	食塩	4 g
こんにゃく	100 g	みりん	30 g
ごぼう	50 g	砂糖	30 g
しいたけ(干)(4枚)	10 g	針しょうが	15 g
きぬさやえんどう	20 g	木の芽	4 枚

〈作り方〉
① 豚肉は一口大に切る。
② さといも，にんじん，たけのこ，こんにゃく，ごぼうは一口大の乱切りにする。
③ しいたけは，水でもどして半分に切る。
④ きぬさやえんどうは，塩ゆでしておく。
⑤ 鍋に油を熱し，①を炒め，②③も炒め，だし汁とAを加えて煮る。
⑥ ⑤に④を盛り，針しょうが，木の芽を盛る。

[栄養価]（1人分）

エネルギー (kcal)	タンパク質 (g)	脂質 (g)	炭水化物 (g)	食物繊維 (g)	食塩相当量 (g)
294.6	19.0	11.2	29.3	5.6	2.2

調理のポイント

こんにゃくにはカルシウムイオンが含まれているため，肉のタンパク質を硬くする。必ず下ゆでしてから使用する。

34 山 楂(サンザシ) 【山楂とカマンベールのオープンサンド】

食材分類 消食。
性　味 酸，甘，微温。
帰　経 脾，胃，肝経。
効　用 消食化積（☞ p.46 食滞胃腸証），行気散瘀。
応　用
① 脂っこい食物，肉や脂肪の多い食物による消化不良に適する。乳幼児の消化不良にも効果がある。麦芽，陳皮（チンピ：ミカンの果皮の乾燥品）などを配合して調理する。あるいは新鮮品を飲用する。
② 下痢に用いる。特に，消化不良による乳幼児の下痢には山楂を炭化するまで炒めて煎じて飲用すると，消食収斂止瀉効果がある。
③ 月経痛，産後の下腹部痛のときに用いる。当帰（トウキ：セリ科の当帰の根），黒砂糖を配合して煎じて，酒を入れて飲用すると，活血祛瘀，止痛作用がある。

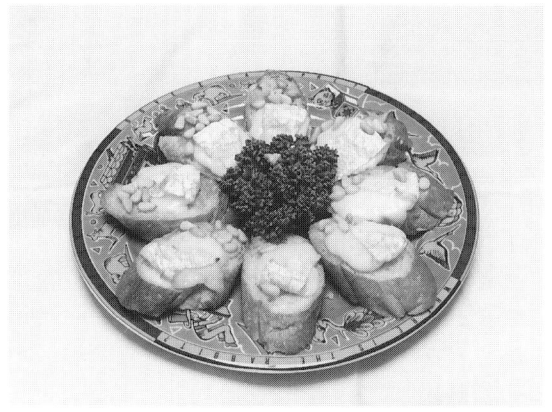

4人分　調理時間 15 分

〈材料〉	〈分量〉	〈材料〉	〈分量〉
山楂(さんざし)(生)(8個)	40 g	フランスパン (1/2本)	140 g
カマンベールチーズ	1個	バター	20 g
黒砂糖	25 g	松子（まつの実）	25 g
陳皮（チンピ）	10 g	パセリ	20 g

〈作り方〉
① さんざしは輪切りにする。
② カマンベールチーズは，8等分に切り，黒砂糖と陳皮のきざんだものをまぶす。
③ フランスパンは斜めに切り，バターをぬる。
④ ③に①②とまつの実をのせて，180～200℃のオーブンで8分間焼く。
⑤ 皿に盛り，パセリを飾る。

その他の薬膳【山楂の夏ジュース】

〈材料〉		〈分量〉	〈材料〉	〈分量〉
A	山楂（さんざし）	60 g	水	1000 ml
	洛神花(ハイビスカスの花)	10 g	レモン	4 切
	梅（烏梅）	15 g	はちみつ	40 g
	甘草	2 g		

〈作り方〉
① Aの材料を鍋に入れて，中火で15分間煮る。
② ①の煮汁をこして，冷やす。
③ グラスに②を入れ，レモン，はちみつを入れる。

栄養価（1人分）

エネルギー (kcal)	タンパク質 (g)	脂質 (g)	炭水化物 (g)	食物繊維 (g)	食塩相当量 (g)
372.9	15.1	22.1	28.1	1.4	1.8

35 花　椒(サンショウ) 【麻婆豆腐】

- **食材分類** 温裏。
- **性　味** 辛，熱。
- **帰　経** 脾，胃，腎経。
- **効　用** 温中散寒（☞ p.46 脾陽虚証），止嘔止痛，殺虫。
- **応　用**
  ① 脾胃虚寒による腹痛，悪心，嘔吐などに用いる。生姜を配合すると，散寒温中効果によって腹痛，嘔吐などの症状を改善することができる。あるいは緑豆と一緒に煎服すると，和中止嘔の作用がある。
  ② 花椒を使った中国の代表的な料理に，豆腐，豚肉と一緒に作る「麻婆豆腐」がある。

〈調理の応用〉【麻辣油】
・麻婆豆腐は麻辣（しびれる辛さ）が秘訣

〈材料〉	〈分量〉	〈材料〉	〈分量〉
緑さんしょう	5 g	根深ねぎ	5 g
さんしょう	5 g	らっかせい油	50 ml
にんにく	4 g		

〈作り方〉
① 鍋にらっかせい油を入れ，130～150℃になったら緑さんしょう，さんしょうを入れる。
② ①ににんにく，根深ねぎを入れ3～5分間弱火で炒めて，冷えたらこす。
③ この麻辣油を麻婆豆腐の上に注ぐ。

栄養価（1人分）

エネルギー(kcal)	タンパク質(g)	脂質(g)	炭水化物(g)	食物繊維(g)	食塩相当量(g)
287.2	16.4	18.0	12.6	2.0	2.9

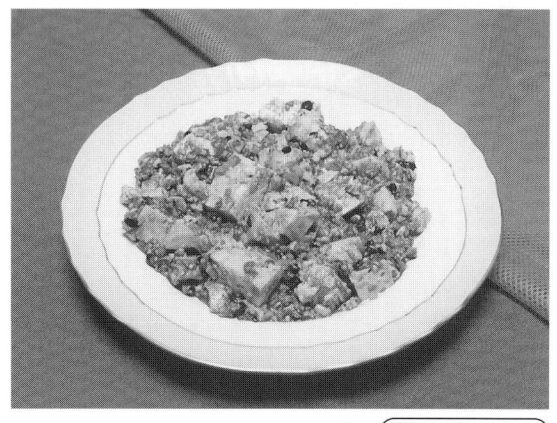

4人分　調理時間 15分

〈材料〉	〈分量〉		〈材料〉	〈分量〉
花椒（さんしょう）	5 g		しょうゆ	30 ml
豆腐	500 g		酒	15 ml
白ねぎ	60 g	A	豆鼓（ハマナットウ）	20 g
にんにく	20 g		豆板醤	15 ml
油	30 g		甜面醤	30 g
ごま油	10 g		鶏スープ(p.105参照)	100 ml
とうがらし	2本		かたくり粉	10 g
豚ひき肉	120 g			

〈作り方〉
① 豆腐は重しをして30％ほど水気を切り，1cm角に切る。白ねぎ，にんにく，Aのハマナットウはみじん切りにする。
② 鍋に油，ごま油を熱し，①の白ねぎ，にんにく，とうがらし，さんしょうを入れて炒め，豚ひき肉を加えバラバラにほぐすように炒める。
③ ②にAを入れて軽く炒め，水溶きかたくり粉でとろみをつけ，皿に盛る。

【甜面醤】

〈材料〉	〈分量〉	〈材料〉	〈分量〉
八丁みそ	500 g	砂糖	250 g
水	500 ml	しょうゆ	50 ml
酒	35 ml	ごま油	50 ml
油	75 ml		

〈作り方〉
　油とごま油以外の調味料を鍋に入れて，中火で30分間加熱する。最後に，油とごま油を加えて仕上げる。

36 香　茹（シイタケ）【ロシア風香茹ガルシキ】

食材分類 補益。
性　味 甘，平。
帰　経 脾，胃経。
効　用 補脾胃（☞ p.46 脾気虚証），補気。
応　用
① 長患いによる体力の衰弱に用いる。豚肉あるいは，鶏肉を配合して飲食する。
② 気血両虚によりだるさや，顔色不良などの症状が現れたときに用いる。鶏肉を配合して煮る。

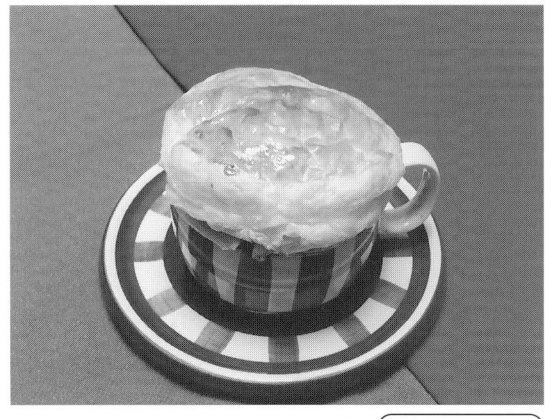

4人分　調理時間 30 分

〈材　料〉	〈分　量〉	〈材　料〉	〈分　量〉
香茹（しいたけ）（生）	100 g	バター	30 g
豚もも肉	150 g	白ワイン	40 ml
食塩	2 g	小麦粉	25 g
こしょう	少量	牛乳	500 ml
マッシュルーム	30 g	粉チーズ	適量
たまねぎ	100 g	パイ皮シート（2枚）	200 g
ベーコン	20 g	鶏卵	1 個

〈作り方〉
① 豚もも肉は一口大に切り，塩，こしょうで調味する。
② しいたけ，マッシュルームは四つ割りにする。
③ たまねぎは薄切り，ベーコンはせん切りにする。
④ バターを熱し，①②③を炒め，塩，こしょう，白ワインを入れる。
⑤ ④に小麦粉を加えて，牛乳を入れ，煮こむ。
⑥ スープ用の器に⑤を入れ，粉チーズをかける。
⑦ パイ皮シートを4等分し，容器の直径より2 cm 位大きくのばし，周囲に卵液をぬって帽子のようにかぶせる。
⑧ 皮の表面に卵黄をぬって，180～200℃のオーブンで約10分間焼く。

〈おいしいしいたけ〉
しいたけのかさが肉厚で五～六分に開き，乾いたもの。また，かさの裏側のひだがはっきりして白いものが新鮮でおいしい。

調理のポイント
生しいたけは裏側を 20～30 分間ほど，日光にあてると，ビタミンDが約 7～10 倍になり，旨味成分も増加する。

栄養価（1人分）

エネルギー (kcal)	タンパク質 (g)	脂質 (g)	炭水化物 (g)	食物繊維 (g)	食塩相当量 (g)
509.5	19.6	35.0	27.2	2.4	1.6

37 蜆(シジミ) 【蜆と香茹のみそ汁】

食材分類 清熱。

性 味 甘,咸,寒。

帰 経 肝,胃経。

効 用 清熱利湿（☞ p.41 熱証），清熱解毒。

応 用
① 急性肝炎のときに，蜆肉を煮て，スープとして飲用する。
② 煩熱，口渇に用いる。昆布を配合し，スープとして常時飲用すれば，清熱効果がある。

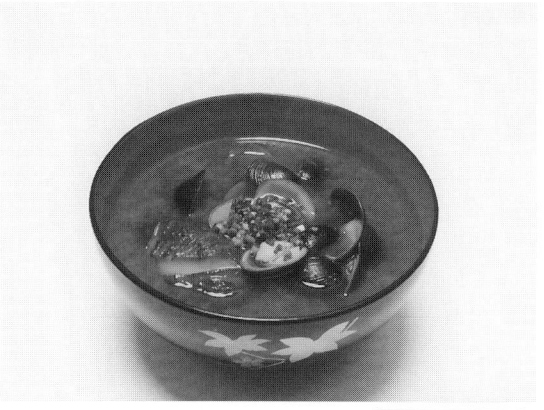

4人分　調理時間 12分

〈材 料〉	〈分 量〉	〈材 料〉	〈分 量〉
蜆（しじみ）	300 g	赤だしみそ	60 g
こんぶ(5 cm 角)	2枚	ねぎ	20 g
香茹（しいたけ）(干)(4枚)	20 g	さんしょう	少量
水	800 ml		

〈作り方〉
① しじみは，水または1％の食塩水につけて砂をはかせる。
② ①をすりばちに入れて，殻と殻をこするようにしてぬめりを取り，洗う。
③ 鍋に②，こんぶ，水でもどしたしいたけ，水を入れ，火にかける。
④ ③が沸騰したらこんぶを取り出し，途中であくを取る。
⑤ ④の貝が開いたら火を消し，みそを入れる。
⑥ ⑤を器に盛り，ねぎ，さんしょうを入れて仕上げる。

調理のポイント

貝類は，水から加えて煮ると旨味がよく出るので，だしは使わずに水でもよい。強火で煮たり，長時間煮ると貝の身がかたくなったり，貝殻から身がはなれることがある。

だしの材料の旨味成分には，こんぶ：L-グルタミン酸・マンニット，しいたけ：グアニル酸，魚介類：コハク酸，かつお節・煮干し：イノシン酸が含まれている。2種類を一緒に使用すると，相乗効果でよりおいしくなる。

栄養価 (1人分)

エネルギー (kcal)	タンパク質 (g)	脂質 (g)	炭水化物 (g)	食物繊維 (g)	食塩相当量 (g)
83.2	7.8	1.8	12.6	4.1	2.4

38 紫 蘇（シソ）【おい紫蘇よドリンク】

|食材分類| 解表。
|性　味| 辛, 温。
|帰　経| 脾, 肺経。
|効　用| 散寒解表（☞ p.45 風寒肺犯証），行気寛中，解魚蟹毒。
|応　用|
① 感冒による発熱，悪寒，無汗に用いる。生姜を配合して煎じて飲用する。
② 脾胃気滞による食欲不振，腹部膨満，嘔吐などの症状があるときに用いる。陳皮（チンピ：ミカンの果皮の乾燥品）を配合して煎じて飲む，あるいは新鮮な紫蘇は，野菜として常時食べると，行気効果がある。
③ 魚介類食物の中毒による嘔吐，下痢のときに用いる。単品で煎じて飲むと，解毒作用がある。

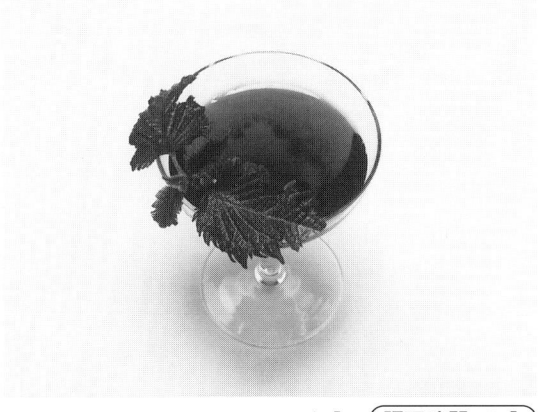

4人分　調理時間 7分

〈材料〉	〈分量〉	〈材料〉	〈分量〉
紫蘇（赤しその葉）	50 g	レモン汁	80 ml
水	500 ml	レモン	1/2 個
グラニュー糖	25 g		

〈作り方〉
① 赤しそはよく洗う。
② 鍋に水を入れ沸騰させ，①を入れ，3～5分間煮ながらあくを除く。
③ ②をこして，グラニュー糖とレモン汁を入れる。
④ グラスに冷やした③と氷を入れて，レモンの輪切りを入れて，飲む。

調理のポイント

しその香り成分のペリルアルデヒドが食欲を増進させてくれる。常備して，薬味として活用する。しそは水分が不足するとしおれるので，キッチンペーパーに水をふくませ，ビニール袋に入れて冷蔵庫で保存する。

しそにはアントシアニン系のシソニンの色素が含まれている。酸性で赤，アルカリ性で青，中性で紫に変わる。しそ汁の中に酸味のある梅酢，レモン酢を入れることで，きれいな赤色に変わる。冷凍保存も可能。

栄養価	(1人分)				
エネルギー(kcal)	タンパク質(g)	脂質(g)	炭水化物(g)	食物繊維(g)	食塩相当量(g)
42.1	0.7	0.2	10.9	1.5	0

39 土　豆（ジャガイモ）　【土豆入りマセドアンサラダ】

食材分類 その他。
性　味 甘，平。
帰　経 脾，胃経。
効　用 補脾益胃（☞ p.46 脾気虚証），緩急止痛。
応　用
① 脾胃虚弱による食欲不振に用いる。豚肉を配合して炒める，あるいは，胡蘿卜（ニンジン），卵などと一緒にサラダを作り，常時食べる。
② 胃・十二指腸潰瘍による胃痛に使う。新鮮な土豆汁に蜂蜜を配合して飲用すると，和胃止痛の効果がある。

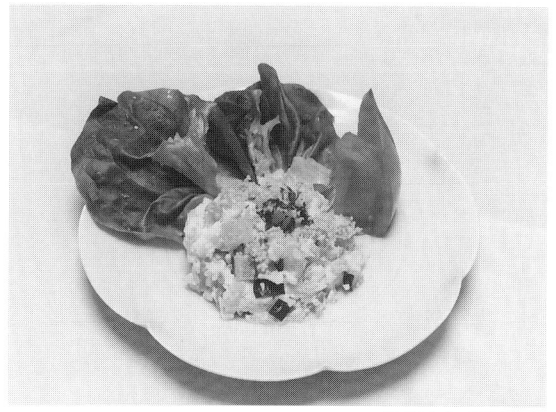

4人分　調理時間 20 分

〈材　料〉	〈分　量〉	〈材　料〉	〈分　量〉
土豆（じゃがいも）	200 g	食塩	3 g
にんじん	60 g	こしょう	少量
きゅうり	100 g	レモン汁	5 g
たまねぎ	30 g	レタス（4枚）	40 g
鶏卵（1個）	50 g	ミニトマト	4 個
ソース・マヨネーズ	50 ml		

〈作り方〉
① じゃがいも，にんじん，きゅうりは1cm角に切る。
② たまねぎはみじん切りにして，水にさらす。
③ 鍋に①のじゃがいも，にんじんを入れて，やわらかくゆでる。
④ 卵を12分間ゆでて，卵黄，卵白に分けて裏ごしする。
⑤ ②③と①のきゅうりをソース・マヨネーズで和え，塩，こしょう，レモン汁を加えて味を整える。
⑥ 皿にレタスをしき，⑤を盛り，④を上に飾り，ミニトマトを添える。

調理のポイント
マセドアンとは1cm角切りのことをいう。材料は正確に切る。じゃがいもをゆでるとき，酢を入れると煮くずれしにくい。

栄養価（1人分）

エネルギー (kcal)	タンパク質 (g)	脂質 (g)	炭水化物 (g)	食物繊維 (g)	食塩相当量 (g)
162.5	3.2	10.8	13.7	1.8	1.0

40 生 姜（ショウガ）【いなり寿司の酢どり生姜添え】

食材分類 解表。
性 味 辛，温。
帰 経 脾，胃，肺経。
効 用 発汗解表（☞ p.41 表寒証），温中散寒，健胃止嘔，解毒。

応 用
① 外感風寒による悪寒，発熱，鼻づまりなどの症状に用いる。生姜に黒砂糖を加えた煎湯を熱いうちに飲む。
② 胃寒による嘔吐に用いる。陳皮（チンピ：ミカンの果皮の乾燥品），花椒（サンショウ）を配合して煎じ，黒砂糖を加えて飲食する。あるいは生姜汁に蜂蜜，湯を加えて熱いうちに飲食すれば，和中止嘔効果がある。
③ 脾胃両虚による食滞下痢に用いる。山楂（サンザシ）を黒くなるまで炒めて，生姜と一緒に食べると，消食止瀉作用がある。
④ 体質衰弱者の胃痛に用いる。生姜を豚の胃袋に入れて蒸す。数回に分けて食べる。すし飯などと一緒に食べると，温中健胃の効用も期待できる。
⑤ 慢性気管支炎の咳嗽，痰が多いときの症状には蘿卜（ダイコン）を配合して煎じ，黒砂糖を加えて飲用する。
⑥ 魚介類による中毒で嘔吐，下痢，腹痛などの症状があるときに，生姜と紫蘇を配合して，水で煎じて飲用する。

介入研究例
生姜の摂取は，妊婦の吐き気，嘔吐を有意に軽減する[1,2]。関節炎患者の膝痛を有意に軽減する[3]。ただし，生姜の摂取は軽い胃腸症状を引き起こす。

1) Altern Ther Health Med. 2002 Sep-Oct; 8(5): 89-91.
2) Obstet Gynecol. 2001 Apr; 97(4): 577-82.
3) Arthritis Rheum. 2001 Nov; 44(11): 2531-8.

栄養価 （1人分）

エネルギー(kcal)	タンパク質(g)	脂質(g)	炭水化物(g)	食物繊維(g)	食塩相当量(g)
400.7	6.5	4.0	81.4	1.2	2.3

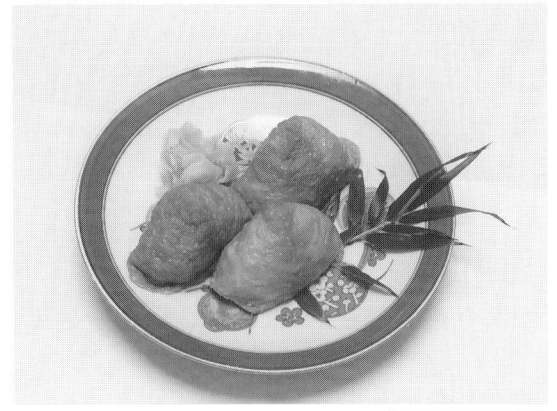

4人分　調理時間 25 分

〈材料〉	〈分量〉	〈材料〉	〈分量〉
生姜（新しょうが）	120 g	A { だし汁	400 ml
油揚げ	50 g	しょうゆ	30 ml
すし飯	600 g	砂糖	25 g
酢(飯の6〜7％)	40 ml	みりん	10 ml
砂糖(飯の3〜7％)	30 g	B { 酢	60 ml
食塩(飯の0.7％)	4 g	砂糖	30 g
		食塩	1 g

〈作り方〉

1．いなりずし
① 油揚げは熱湯でゆでて，油抜きをする。半分に切って中を割って，Aで煮含める。
② すし飯を20等分して①に詰める。皮を表にしたものと，裏にしたものを半分ずつ詰めて，皿に盛る。

2．酢どりしょうが
① しょうがはスプーンで薄く皮を除き，薄くスライスして水にさらす。
② Bを合わせて甘酢を作る。
③ 鍋に水を入れ沸騰させ，①を入れ，さっとゆでてざるにとる。
④ ③の水分を除き，②に漬ける。

調理のポイント
新しょうがの色素アントシアンは，酸でピンクに発色する。皮のピンク色のところは必ず残して調理すること。

41 銀　耳(白キクラゲ)　【銀耳と肉団子スープ】

食材分類 補益。
性　味 甘，平。
帰　経 肺，胃経。
効　用 潤肺化痰（☞ p.45 肺陰虚証），益胃生津。
応　用 ① 慢性咳嗽，痰血などの症状があるときに用いる。氷砂糖を加えて煮る。あるいは百合，麦門冬（バクモントウ：ユリ科の沿階草（ジャノヒゲ）の塊状根）を配合して煎じて飲用する。
② 肺気虚に喘息，呼吸困難，口渇などの症状には，西洋人参（西洋ニンジン），あるいは人参（高麗ニンジン）の粉を加えて常時飲食すると，益気養陰の効果がある。
③ 長患いの衰弱に用いる。大棗（ナツメ）を配合して常時飲食すれば，健脾生津，補益正気などの効用がある。

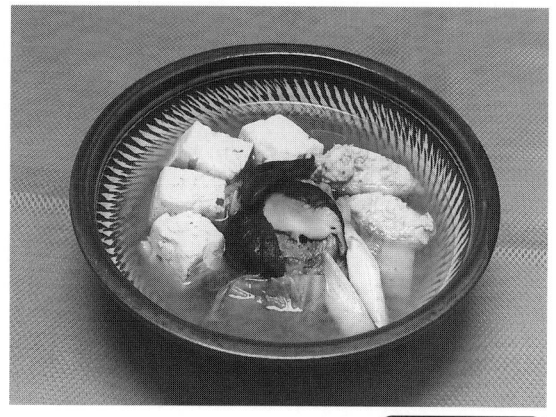

4人分　調理時間 20分

〈材　料〉	〈分　量〉	〈材　料〉	〈分　量〉
銀耳(白くらげ)	30 g	白ねぎ	150 g
鶏ひき肉	150 g	はくさい	300 g
A ┌ 食塩	1 g	鶏スープ (p.105参照)	800 ml
├ こしょう	少量	B ┌ 豆板醤	15 g
├ 鶏卵(1/2個)	25 g	├ 食塩	1.6 g
├ しょうが汁	2 ml	├ オイスターソース	16 ml
├ かたくり粉	3 g	├ 砂糖	3 g
├ しいたけ(干)	3 枚	├ ごま油	10 ml
└ たけのこ	50 g	└ ラー油	3 ml

〈作り方〉
① 白きくらげは水でもどす。
② 鶏ひき肉にAを加え，よく混ぜる。
③ しいたけ，たけのこはそぎ切り，白ねぎは5 cmの斜め切り，はくさいは5 cm角に切る。
④ 鍋に鶏スープを入れ，冷たいうちに②を丸めて入れ，火にかける。沸騰したらあくをとる。
⑤ ④に①③を入れ，Bを入れて，味を調える。

栄養価（1人分）

エネルギー (kcal)	タンパク質 (g)	脂質 (g)	炭水化物 (g)	食物繊維 (g)	食塩相当量 (g)
154.2	11.7	6.8	17.6	10.0	1.9

調理のポイント
白きくらげを調理するとき，十分に水でもどして，下の軸のかたいところを除くと，テクスチャーが均一でやわらかくおいしく食べることができる。

42 西 瓜（スイカ）【西瓜シロップの杏仁豆腐】

[食材分類] 清熱。
[性　味] 甘，寒。
[帰　経] 胃，膀胱経。
[効　用] 清暑熱（☞ p.41 熱証），除煩渇，利尿。
[応　用]
① 夏期の発熱，口渇，尿が濃い場合の症状に用いる。単品でしぼり汁を，あるいは梨汁に配合して飲用する。
② 尿量の減少，排尿痛などの症状に適する。清熱，利尿作用があり，排尿量が増加される。

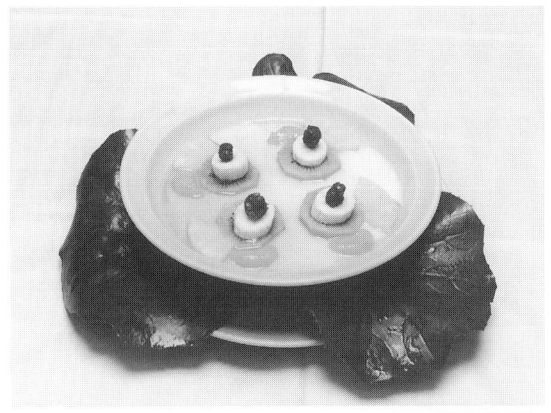

4人分　調理時間 20 分

〈材　料〉　　〈分　量〉　〈材　料〉　　〈分　量〉
西瓜(すいか)　500 g　　杏仁霜　　　25 g
砂糖　　　　　60 g　　　水　　　　　15 ml
水　　　　　　60 ml　　牛乳　　　　200 ml
レモン汁　　　15 ml　　バナナ　　　1/2 本
寒天　　　　　1/2 本　A レモン　　　1/2 個
水　　　　　　300 ml　　プラム　　　4 個
砂糖　　　　　50 g　　　キウイフルーツ 1/2 個
　　　　　　　　　　　　はすの葉　　3 枚

〈作り方〉
① 砂糖60gと水60mlを入れ加熱して60mlのシロップを作り，レモン汁を入れる。
② すいかはミキサーにかけジュースにして，①を入れて冷やす。
③ 寒天は水でもどし，水を加えて火にかけ，溶けたら砂糖を加えて1/3量煮詰め，杏仁霜と水を混ぜ合わせたもの，牛乳を入れて器に流し，冷やし固める。
④ ③が固まったら包丁でひし形に切り，②のすいかシロップを注ぐ。
⑤ ④にAの果物を切り，飾る。皿の下に，はすの葉をしく。

[調理のポイント]

寒天の原料は海藻であるため，加熱温度は90～100℃である。凝固温度は25～35℃なので常温で固まるが，寒天ゼリーは冷やして食べたほうがおいしいので，冷蔵庫で冷やす。また，融解温度は80～85℃である。

[栄養価]（1人分）

エネルギー(kcal)	タンパク質(g)	脂質(g)	炭水化物(g)	食物繊維(g)	食塩相当量(g)
213.2	3.2	0.8	51.5	2.0	0.1

43 芹　菜（セロリ）　【芹菜入りビーフン】

- 食材分類　平肝。
- 性　味　甘，辛，涼。
- 帰　経　肝，胃，膀胱経。
- 効　用　清熱平肝（☞ p.47 肝陽上亢証），健胃，利尿。
- 応　用
  ① 肝熱陽亢によるめまい，怒りっぽい，イライラする症状のときに用いる。ゆでて，あるいは炒めて食べると効果がある。高血圧の予防に新鮮な芹菜汁を朝，空腹時に 20 ml 飲むと，効果があるといわれている。
  ② 胃熱による嘔吐，食欲減退に用いる。豆腐を配合することで食欲を増進することができる。
  ③ 排尿痛，尿量減少に用いる。尿量が増加し，痛みもとれる。

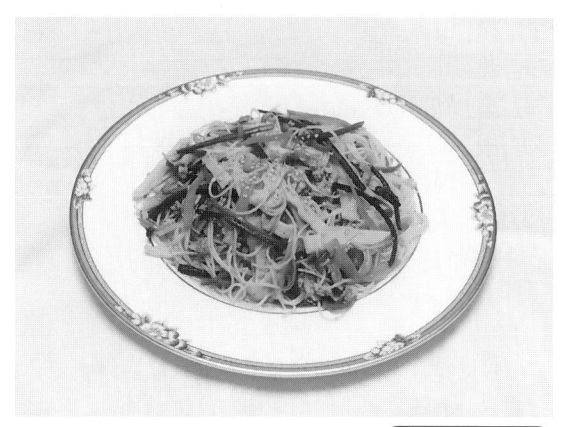

4人分　調理時間 20 分

<材料>	<分量>	<材料>	<分量>
芹菜（セロリ）	100 g	ピーマン	100 g
ビーフン	200 g	たけのこ	100 g
ごま油	15 ml	油	15 ml
豚肉	300 g	ねぎ	20 g
しょうが汁	10 ml	しょうが	15 g
酒	10 ml	A｛しょうゆ	60 ml
かたくり粉	5 g	食塩	5 g
花にら	100 g	酒	60 ml
にんじん	50 g		

<作り方>
① ビーフンはゆでて，ざるにあげてごま油をかけておく。
② 豚肉は細切りにし，しょうが汁と酒を注ぎ，かたくり粉をまぶしておく。
③ セロリ，花にら，にんじん，ピーマン，たけのこは 3 cm にせん切りする。
④ 鍋に油を熱し，ねぎ，しょうが，②を炒め，さらに③を入れ，①を入れて炒める。A を加えて味を調えて仕上げる。

<おいしいセロリ>
株が大きく，外側から内側に U 字のように丸みがあるもの，また，筋がしっかり見えるもの。

調理のポイント
ぬるま湯 40℃にビーフンを 8 分浸し，箸でほぐしてざるにあげる。ごま油をかけると，麺と麺がくっつかず，香りもよい。

栄養価（1人分）

エネルギー (kcal)	タンパク質 (g)	脂質 (g)	炭水化物 (g)	食物繊維 (g)	食塩相当量 (g)
491.7	21.4	19.9	50.3	3.6	3.5

44 蕎　麦(ソバ)　【冷やしサラダ蕎麦】

食材分類 消食。
性　味 甘，涼。
帰　経 脾，胃，大腸経。
効　用 消積利気（☞ p.46 食滞胃腸証），健脾除湿。
応　用
① 食滞による消化不良，下痢，腹がはって苦しいときの症状に用いる。冷やし蕎麦にして，黄瓜（キュウリ）を配合して食べると，消積利気の効果がある。
② 脾虚による帯下に用いる。卵を配合して常時食べると，脾虚帯下に対して効果がある。

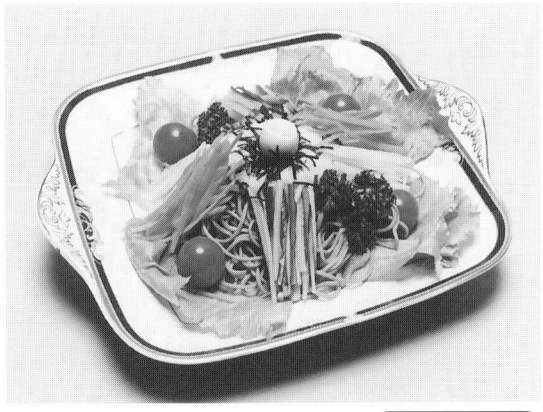

4人分　調理時間 20 分

〈材料〉	〈分量〉	〈材料〉	〈分量〉
蕎麦(そば)(干)	250 g	焼きのり	1 枚
きゅうり	100 g	A しょうゆ	50 ml
だいこん	100 g	A みりん	50 ml
やまいも	200 g	A だし汁	200 ml
レタス	200 g	そばの芽	20 g
ミニトマト	8 個	わさび	適量
うずら卵	4 個	しょうが	適量

〈作り方〉
① そばはたっぷりの熱湯で差し水をしてゆで上げ，水にとり，よく洗って水を切り，器に盛る。
② きゅうり，だいこんはせん切りにする。やまいもはすりおろす。
③ ①の上に②，レタス，ミニトマト，うずら卵，焼きのりを盛る。
④ Aのつけ汁を一度煮立たせ，冷まして用いる。
⑤ そばの芽，わさび，しょうがなど，好みの薬味を添える。

調理のポイント
サラダ感覚で，そばを調理する。そば，大豆，ブロッコリー，からしなどの芽を天盛りする。栄養的にもすぐれ，ピリッとした味は食欲を促進させる。

栄養価（1人分）

エネルギー(kcal)	タンパク質(g)	脂質(g)	炭水化物(g)	食物繊維(g)	食塩相当量(g)
331.3	13.9	3.1	61.3	5.4	3.3

45 萝卜（ダイコン）　【萝卜のキムチ】

食材分類　化痰。
性　味　辛，甘，涼。
帰　経　肺，胃経。
効　用　清熱化痰（☞ p.45 痰熱壅肺証），理気健胃消食，生津解毒。
応　用
① 外感による咳嗽，痰，呼吸困難などの症状に用いる。氷砂糖を配合すると，化痰止咳平喘の効果がある。
② 食滞で消化不良，噯気，呑酸，下痢，胸や腹部がはって苦しいときの症状に適用する。やわらかく煮て食べる，あるいは，大蒜（ニンニク），白葱（白ネギ）などを配合すると，消化を促進し，また食滞の症状が改善される。
③ 熱病による口渇に用いる。藕（レンコン）汁，梨汁などを配合し，飲む。

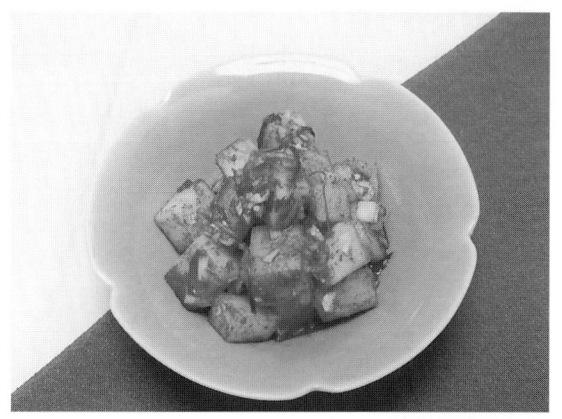

4人分　調理時間 15分

＜材　料＞	＜分　量＞	＜材　料＞	＜分　量＞
萝卜(だいこん)	500 g	しょうが	20 g
食塩(3％食塩水用)	適量	赤とうがらし(粉末)	30 g
こんぶ(5 cm角)	1枚	梨汁	30 ml
にんにく	10 g	砂糖	15 g
白ねぎ	50 g	旨味調味料	少量

＜作り方＞
① だいこんはよく洗い，皮付きのまま2 cmの角切りにし，3％の食塩水に10分間ほど漬ける。
② こんぶは細くせん切りにする。
③ にんにく，白ねぎ，しょうがはみじん切りにする。
④ ①の水をふき取り，赤とうがらしをまぶし，全体が赤く染まったら②③と梨汁，砂糖，旨味調味料を入れ，軽くおしをする。
⑤ 水が少し出るころが食べごろ。

＜おいしいだいこん＞
ずっしり重く，横のすじや，ひげ根の少ないもの。皮の表面にはりとつやがあるもの。

栄養価（1人分）

エネルギー(kcal)	タンパク質(g)	脂質(g)	炭水化物(g)	食物繊維(g)	食塩相当量(g)
83.4	2.4	1.0	18.0	3.0	0.2

46 竹筍（タケノコ）【竹筍と豚肉の煮込み】

[食材分類] 化痰。
[性　味] 甘，微苦，涼。
[帰　経] 肺，胃，大腸経。
[効　用] 清熱化痰（☞ p.45 痰熱壅肺証），
和中通便，利水消腫。
[応　用] ① 肺熱による咳嗽，黄色痰や，胸が苦しいような症状に用いる。水でゆでて，生姜を配合し，酢，塩で調味して食べる。
② 便秘に用いる。醤油を入れて煮る。あるいはゆでて，塩，麻油（ゴマ油）で調味して食べると，通便作用がある。
③ 水腫に用いる。冬瓜皮（トウガンの皮）を配合して一緒に水で煮て食べると，利尿効果がある。
④ 長患いによる衰弱に用いる。豚肉，香菇（シイタケ）などを配合して煮る。

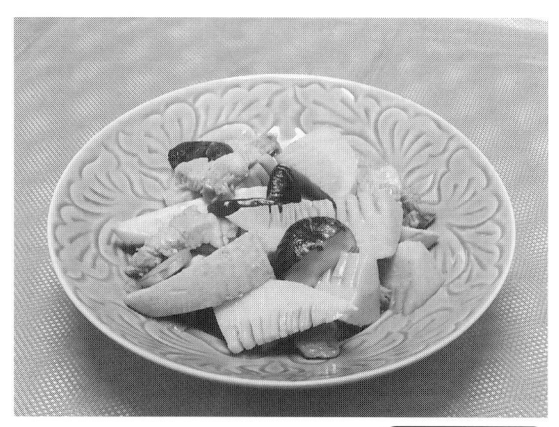

4人分　調理時間 20 分

〈材　料〉	〈分　量〉	〈材　料〉	〈分　量〉
竹筍（たけのこ）	400 g	B { ねぎ	20 g
しょうゆ	15 ml	にんにく	20 g
豚ばら肉	120 g	しょうが	15 g
A { しょうが汁	15 ml	赤とうがらし	2 本
酒	15 ml	C { 鶏スープ (p.105参照)	300 ml
きぬさやえんどう	40 g	酒	15 ml
かたくり粉	15 g	しょうゆ	15 ml
揚げ油	適量	砂糖	15 g
油	30 ml	オイスターソース	15 ml
しいたけ(干)	20 g		

〈作り方〉
① たけのこは一口大の乱切りにして，しょうゆをまぶしておく。
② 豚ばら肉にAをかけておく。
③ きぬさやえんどうは塩ゆでする。
④ ①②にかたくり粉をつけて，170℃の油で揚げる。
⑤ 鍋に油を入れ，Bを入れ，油に香りがついたら取り出し，しいたけを炒め，④を入れ，Cを入れ，汁がなくなるまで煮る。
⑥ ⑤を皿に盛り，③を上に飾る。

[調理のポイント]
たけのこを油で揚げる際，低温で揚げると料理が油っぽくなるので，高温でカリッと揚げる。すぐに色が付くので，揚げ網を準備しておく。

[栄養価]（1人分）

エネルギー(kcal)	タンパク質(g)	脂質(g)	炭水化物(g)	食物繊維(g)	食塩相当量(g)
282.2	10.3	18.4	20.2	6.2	1.6

47 茶　叶（チャの葉）【茶叶入りかるかん】

食材分類 清熱。
性　味 甘，微苦，涼。
帰　経 心，肝，胃，膀胱経。
効　用 清熱解毒（☞ p.41 熱証），生津止渇，消食化積，利尿消腫。
応　用
① 清熱解毒作用によって，下痢が止められる。単品で煎じて，あるいは烏梅（ウバイ：ウメを干していぶしたもの），黒砂糖を配合して煎じて飲用する。
② 内熱口渇に用いる。呑酸，口渇などの症状があるとき，砂糖，蜂蜜を配合して煎じて飲用すると，止渇和胃効果がある。
③ 食滞に用いる。消食作用を利用し，山楂（サンザシ）を配合して飲用する。
④ 各種水腫に用いる。竹笋（タケノコ）の根，車前草（シャゼンソウ：オオバコ科の車前の全草）を配合し煎じて飲用すると，利尿消腫効果がある。

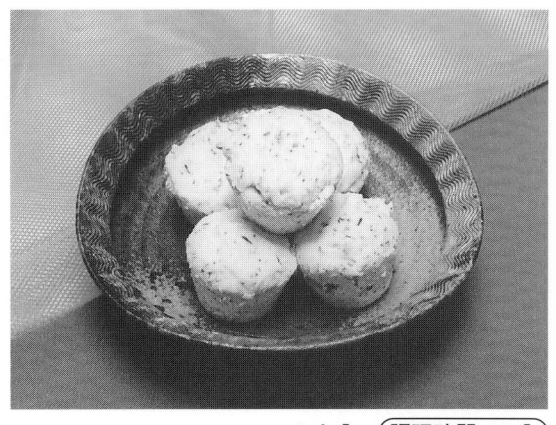

4人分　調理時間 25分

〈材　料〉	〈分　量〉	〈材　料〉	〈分　量〉
茶叶（緑茶）	20 g	砂糖（黒砂糖）	150 g
やまいも粉	50 g	乾燥おから	75 g
水	330 ml	油	適量
卵白	50 g	あずきあん	100 g
かるかん粉	175 g	梅干し	1個

〈作り方〉
① やまいも粉の中に水を少しずつ入れながら混ぜると，やまいもをすったようになる。
② 緑茶はミキサーで粗いみじん切りにする。
③ 卵白はボールに入れて泡立てる。
④ ①に，かるかん粉，②③，砂糖，乾燥おからを入れて，軽く混ぜる。
⑤ 油をぬった型に④とあずきあんと梅肉を入れ，強火の蒸し器で約20分間蒸す。

調理のポイント

乾燥おからは有機産業廃棄物になっている。食物繊維含量の多いおからをおいしく食べるために，そのまま卵白とやまいもの気泡にだきこんで一緒に蒸す。

甘いあずきあんに塩味の梅肉を入れると，味の対比効果により甘味が強く感じられる。

栄養価（1人分）

エネルギー (kcal)	タンパク質 (g)	脂質 (g)	炭水化物 (g)	食物繊維 (g)	食塩相当量 (g)
385.3	7.5	1.3	86.9	6.7	1.2

48 陳 皮（チンピ） 【陳皮牛肉】

- 食材分類 理気。
- 性　味 辛，苦，温。
- 帰　経 肺，脾経。
- 効　用 理気健脾（☞ p.46 胃気虚寒証），燥湿化痰。
- 応　用
  ① 脾胃気滞による腹がはって苦しいとき，食欲がないとき，不消化物の嘔吐などの症状に用いる。単品を塩漬けして，あるいは湯を入れて茶の代わりに飲用する。
  ② 痰が多い咳嗽に用いる。粘稠白痰が多く出るときや，胸につまって苦しいときなどの湿痰の症状には，半夏（ハンゲ：サトイモ科の半夏の球状塊茎），茯苓（ブクリョウ：サルノコシカケ科の茯苓菌マツホドの菌核の乾燥品）を配合する。粘稠な黄痰，喀出しにくい熱痰の症状には，芦根（ロコン：イネ科の芦葦の根茎）を配合して煎じる。あるいは，陳皮粉末を使用する。

橘（ミカン）

- 食材分類 理気。
- 性　味 甘，酸，平。
- 帰　経 肝，胃経。
- 効　用 開胃理気（☞ p.46 脾気虚証），潤肺化痰。
- 応　用
  ① 脾胃気滞により上腹部がはって苦しいとき，食欲がないときに用いる。橘を砂糖水に入れ，あるいは皮をむき，切って煎じて飲むことで食欲を促進する効果がある。
  ② 咳嗽，痰が多いときに用いる。単品で煎じて蜂蜜を入れて飲むことで，潤肺化痰することができる。

栄養価（1人分）

エネルギー (kcal)	タンパク質 (g)	脂質 (g)	炭水化物 (g)	食物繊維 (g)	食塩相当量 (g)
511.7	13.5	44.1	9.3	0.7	0.8

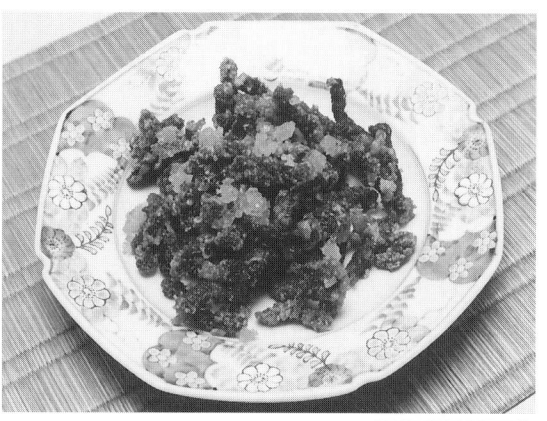

4人分　調理時間 20分

〈材料〉〈分量〉

材料	分量
陳皮（チンピ）	15 g
牛肉	400 g
かたくり粉	30 g
揚げ油	適量
サニーレタス	4枚

A
しょうゆ	20 ml
酒	20 ml
しょうが	10 g
ねぎ	10 g
肉桂	3 g
豆鼓（ハマナットウ）	3 g
小茴香（ウイキョウ）	3 g
さんしょう	3 g

〈作り方〉

① 牛肉を5cm長さにせん切りし，Aに漬ける。
② 陳皮はみじん切りにする。
③ ①の水分を除き，かたくり粉をつけ，油でカリッと揚げる。
④ ③に②をまぶして仕上げる。
⑤ サニーレタスを皿にのせ，④を盛る。

調理のポイント

陳皮の作り方は，ノーワックスのみかんの皮を形よくむく。ざるに広げて，風通しのよい所に10日間くらい置き，乾燥させて作る。

49 燕窩(ツバメの巣)　【燕窩のスープ】

- 食材分類　補益。
- 性　味　甘, 平。
- 帰　経　肺, 胃, 腎経。
- 効　用　養陰潤燥（☞ p.48 肺腎陰虚証），補益脾胃。
- 応　用
  ① 肺腎陰虚による乾咳, 潮熱, 盗汗のときに用いる。銀耳（白キクラゲ）を配合して蒸し, 氷砂糖を加えて食べる。あるいは梨を配合して食べる。
  ② 胃陰虚の口渇, 食欲不振に用いる。卵, 牛乳と一緒に配合して, スープを作って食べる。

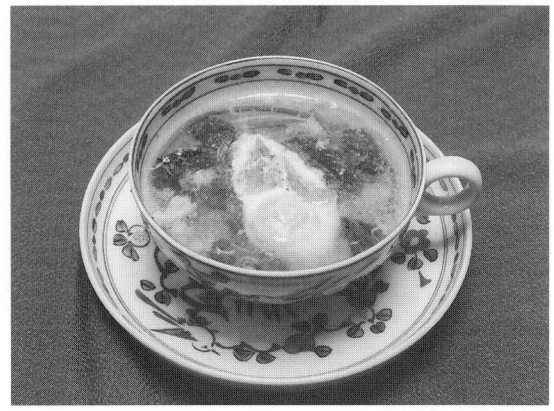

4人分　調理時間 25 分

〈材　料〉	〈分　量〉	〈材　料〉	〈分　量〉
燕窩（海つばめの巣）	16 g	A { 酒	15 ml
油	適量	食塩	5 g
うずら卵	4個	しょうゆ	5 ml
香菜	適量	かたくり粉	3 g
銀耳（白きくらげ）	20 g	卵白	50 g
鶏スープ（p.105 参照）	600 ml	鶏油	2 ml

〈作り方〉
① レンゲに油をぬり, うずら卵をのせ, 横にもどした海つばめの巣をのせ, 香菜を形よく飾り, 中火で8分間蒸す。
② 白きくらげは水に浸漬してもどす。
③ 鍋に鶏スープと②を入れ加熱し, Aを入れて調味し, 水溶きかたくり粉でとろみをつける。
④ ③に水溶きした卵白を線書きするように入れて, 鶏油で香りをつける。
⑤ 器に④を注ぎ, ①を形よく竹串ではずして入れる。

その他の薬膳【燕窩とココナッツミルク汁粉】

〈材　料〉	〈分　量〉	〈材　料〉	〈分　量〉
燕窩（海つばめの巣）	5 g	はちみつ	30 ml
ココナッツミルク	100 ml	新鮮な果物	適量
牛乳	100 ml		

〈作り方〉
① 鍋にココナッツミルク, 牛乳, はちみつを入れて, 加熱する。冷たく冷やして, もどした海つばめの巣を入れる。
② ①に新鮮な果物を一口大に切って, 入れる。

調理のポイント

〈海つばめの巣のもどし方〉
　海つばめの巣は1人4gを目安に用いる。海つばめの巣は一晩水に浸漬し, 洗い, 熱湯にしょうがやねぎを入れて, 2～3時間おいてもどす。湯が冷めたら熱湯を入れ替える。ピンセットで羽毛を取り除き, 熱湯で洗い, ざるにとり水気を切る。

栄養価（1人分）

エネルギー (kcal)	タンパク質 (g)	脂質 (g)	炭水化物 (g)	食物繊維 (g)	食塩相当量 (g)
28.5	2.7	1.3	1.2	0	1.5

50 冬瓜(トウガン)【冬瓜と鶏肉の翡翠スープ】

|食材分類| 利水滲湿。
|性　味| 甘，渋，寒。
|帰　経| 肺，胃，膀胱経。
|効　用| 清熱化痰（☞ p.45 痰熱壅肺証），除煩止渇，利水消腫。
|応　用|
① 肺熱咳嗽，粘稠な黄色痰に用いる。氷砂糖を入れて蒸して，汁を飲用する。特に，痰が喀出しにくいときに効果がある。
② 水腫，尿量減少に用いる。単品で煮る，あるいは赤小豆（アズキ）を配合し，煎じて飲用すると，利尿効果がある。
③ 夏の暑熱による口渇，尿量減少に用いる。清熱利尿作用を利用し，鶏もも肉を配合してスープを作る。

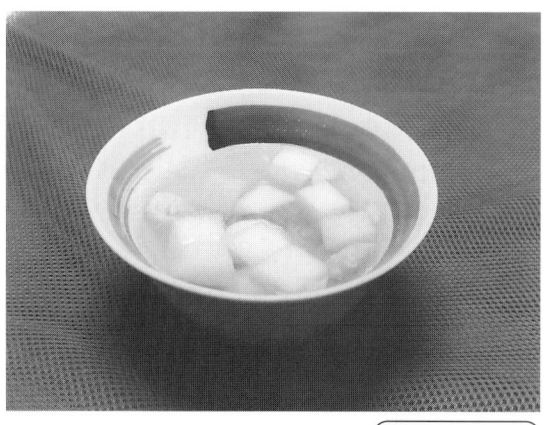

4人分　調理時間 20分

〈材　料〉　〈分　量〉　〈材　料〉　〈分　量〉
冬瓜(とうがん)　200 g　食塩　10 g
鶏もも肉　200 g　酒　30 ml
A { 酒　15 ml　うずら卵(4個)　40 g
　　しょうが　15 g　水溶きかたくり粉　9 ml
清湯（鶏スープ）　1000 ml

〈作り方〉
① 冬瓜は2cm角に切る。鶏もも肉も2cm角に切り，Aで下味をつける。
② 鍋に鶏スープ，塩，酒，①を入れて15分間加熱し，うずら卵を入れる。
③ ②に水溶きかたくり粉でとろみをつけて，仕上げる。

【清湯（鶏スープ）】　(1000 ml)

〈材　料〉　〈分　量〉　〈材　料〉　〈分　量〉
鶏肉　200 g　白ねぎ　100 g
鶏がら　200 g　水　2000 ml
しょうが　30 g

〈作り方〉
① 鶏がらはぶつ切りして，熱湯をかけて洗う。
② しょうがは薄切りにし，白ねぎは3cmに切る。
③ 鍋に分量の水と①と鶏肉を入れて加熱する。
④ ③のあくを取り除き，②を入れ，約30分間煮て，こす。

調理のポイント

冬瓜の翡翠色を出すために，皮は表面を包丁の背で除く。包丁で皮をむくと，美しい緑色にはならない。

栄養価 (1人分)

エネルギー(kcal)	タンパク質(g)	脂質(g)	炭水化物(g)	食物繊維(g)	食塩相当量(g)
147.0	9.7	8.4	4.6	0.7	2.6

51 玉 米（トウモロコシ）【玉米のクリームスープ】

|食材分類| その他。
|性　味| 甘，平。
|帰　経| 胃，膀胱経。
|効　用| 健脾益胃（☞ p.46 脾気虚証），利水消腫。
|応　用|
① 脾胃の運化失調による食欲不振に用いる。米を配合して粥として，あるいはスープを作って食べる。
② 水腫には単品で水で煎じて，茶の代わりに飲むと，利水消腫ができる。
③ 湿熱による下痢に用いる。清熱利湿の黄柏（オウバク：ミカン科の黄柏（キハダ）のコルク層を除いた樹皮）を配合して，黒くなるまで炒めて，粉末にして湯を入れて飲用する。
④ 高血圧，高脂血症に用いる。山楂（サンザシ）を配合し，粉末にして，1日2回，6gずつを飲用する。

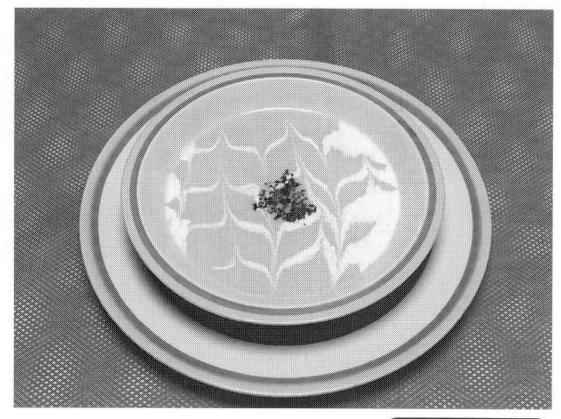

4人分　調理時間 20分

〈材　料〉	〈分　量〉	〈材　料〉	〈分　量〉
玉米(スイートコーン)(缶)	200 g	こしょう	少量
たまねぎ	100 g	ローリエ	1枚
バター	25 g	牛乳	100 ml
小麦粉	25 g	生クリーム	50 ml
ブイヨン	600 ml	パセリ	少量
食塩	5 g	ソーダクラッカー	20 g

〈作り方〉
① たまねぎは薄切りにする。
② 鍋にバターを溶かし，①をよく炒め，小麦粉を入れ，中火で焦がさないように炒める。
③ ②にブイヨンを徐々に加え，スイートコーンを入れて塩，こしょう，ローリエを入れ，煮込む。
④ ③は粗熱をとってミキサーにかけ，鍋にもどして，牛乳を加えて味を調える。
⑤ ④を器に盛り，生クリームとパセリのみじん切りを入れる。ソーダクラッカーを添える。

栄養価（1人分）

エネルギー(kcal)	タンパク質(g)	脂質(g)	炭水化物(g)	食物繊維(g)	食塩相当量(g)
210.8	3.9	12.0	21.7	1.6	1.9

調理のポイント
旬の生のとうもろこしをすりおろしてスープに入れると，甘みと香りがひきたつ。

52 蕺 菜（ドクダミ） 【蕺菜のてんぷら】

|食材分類| 清熱。
|性　味| 辛，微寒。
|帰　経| 肺，膀胱経。
|効　用| 清肺熱（☞ p.45 痰熱壅肺証），健脾胃，利尿。
|応　用|
① 肺熱咳嗽に用いる。咳嗽，痰が黄色の症状がみられたとき，清肺熱作用を利用し，芦根（ロコン：イネ科の芦葦の根茎）を配合し，煎じて飲用する。
② 食欲不振に用いる。胃熱による口臭，食欲がないときの症状には，健脾清胃熱作用があるので，ゆでて調味し，あるいは，天ぷらとして食べると，食欲を促進することができる。

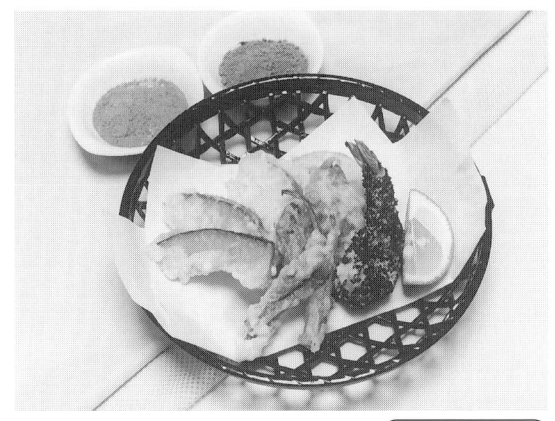

4人分　調理時間 20分

〈材料〉	〈分量〉	〈材料〉	〈分量〉
蕺菜(どくだみ)	12枚	小麦粉	100 g
れんこん	60 g	A 鶏卵(1個)	50 g
さつまいも	60 g	水	150 ml
かぼちゃ	60 g	抹茶	3 g
ししとう	60 g	食塩	5 g
えび	4尾	カレー粉	3 g
酒	10 ml	食塩	5 g
黒ごま	20 g	パプリカ	3 g
揚げ油	適量	食塩	5 g

〈作り方〉
① どくだみの葉は洗って，水分を切る。
② れんこん，さつまいも，かぼちゃは7mmに輪切りして，ししとうは種をとる。
③ えびは背わたと皮を除き，酒をかけておく。
④ ボールにAを入れ，衣を作る。
⑤ ①②に④の衣を，③に黒ごまをつけ，160～180℃で揚げる。
⑥ 抹茶，カレー粉，パプリカに塩を入れて香り塩を作り，添える。

調理のポイント

天ぷらの衣は，小麦粉のグルテンを出さないように，冷水を加えてさっとかき混ぜる。また，水分と油の交替がうまくいくとおいしくできる。葉を揚げるときは裏面に小麦粉をつけてから衣をつけ，低温で揚げる。

栄養価（1人分）

エネルギー(kcal)	タンパク質(g)	脂質(g)	炭水化物(g)	食物繊維(g)	食塩相当量(g)
209.2	10.2	4.7	30.4	3.4	2.7

53 泥鰍(ドジョウ) 【泥鰍鍋】

- **食材分類** 補益。
- **性　味** 甘，平。
- **帰　経** 脾，腎経。
- **効　用** 補中（☞ p.46 脾気虚証），祛湿，助陽。
- **応　用**
  ① 脾胃虚弱によるだるさや，食欲不振のときに用いる。山薬（ヤマイモ），大棗（ナツメ）を配合して，水で煎じて飲食する。あるいは豆腐，卵と一緒に食べる。
  ② 消渇による口渇，水の飲み過ぎなどの症状が現れたときに用いる。新鮮な荷葉（ハスの葉）を配合して，スープとして飲食すると，養陰止渇の効果がある。
  ③ 湿熱黄疸に用いる。豆腐，生姜を配合して煮て，3～7日間連続して食べると，清熱利湿の効果がある。
  ④ 腎陽虚によるインポテンツに用いる。韮菜（ニラ），胡椒と配合して，水で煎じて飲食する。

調理のポイント
〈魚を調理するときの魚臭の除去法〉
①スパイス，薬味（しょうが，ねぎ，にんにく）でマスキングする。②酢を使い，アミン類を結合させて除く。③食塩を使い，脱水作用で魚臭を除去させる。④酒類を使い，魚臭を抑える。⑤しょうゆ，みそ，牛乳で，魚臭を吸着させる。などの方法がある。

4人分　調理時間 20分

〈材料〉	〈分量〉	〈材料〉	〈分量〉
泥鰍（どじょう）	200 g	A ┤ だし汁	400 ml
ごぼう	200 g	酒	50 ml
豆腐	300 g	しょうゆ	30 ml
しょうが	10 g	みりん	30 ml
卵（2個）	200 g	粉さんしょう	少量
		木の芽	適量

〈作り方〉
① どじょうは内臓を除く。
② ごぼうは包丁で皮をこすり洗う。縦に切り目を入れ，鉛筆を削る要領で細かくささがきにして水にさらす。豆腐は3cm角に切る。
③ 鍋にAの煮汁を煮立て，②を入れ，2～3分間中火で煮る。
④ ③に①を放射状に入れ，しょうがを入れ，サッと強火で煮る。
⑤ ④に豆腐と溶き卵を入れ，ふたをしてひと煮する。
⑥ 食べるときに粉さんしょうをふり，木の芽をそえる。

栄養価（1人分）

エネルギー (kcal)	タンパク質 (g)	脂質 (g)	炭水化物 (g)	食物繊維 (g)	食塩相当量 (g)
201.5	17.7	6.4	13.8	3.2	1.3

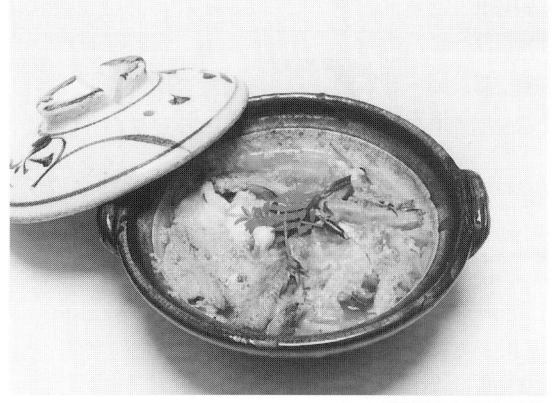

54 番 茄 (トマト) 【番茄入りイタリア風スープ】

[食材分類] 補益。
[性　味] 甘，酸，涼。
[帰　経] 胃，肝経。
[効　用] 生津止渇（☞ p.43 津液不足証），健胃養陰。
[応　用]
① 病後虚弱による食欲不振に用いる。卵を入れてスープを作って飲食すると，食欲増進の効果がある。
② 口渇に用いる。砂糖をつけて食べれば，生津効果がある。
③ 夜盲症あるいは目が乾燥したときに用いる。豚のレバーと配合し，スープを作る。

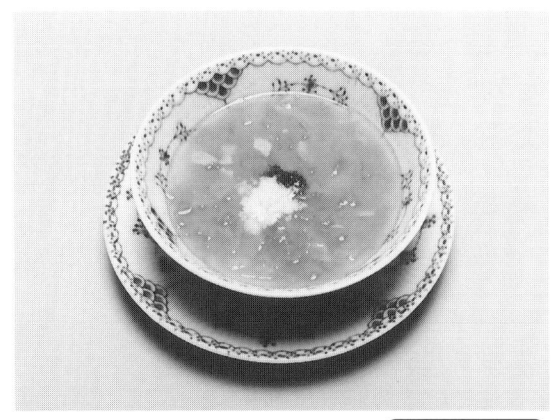

4人分　調理時間 20 分

〈材料〉	〈分量〉	〈材料〉	〈分量〉
番茄(トマト)	300 g	ブイヨン	800 ml
ベーコン(薄切り)	40 g	白いんげんまめ(缶詰)	60 g
にんじん	40 g	食塩	5 g
たまねぎ	80 g	こしょう	少量
セロリ	20 g	粉チーズ(小さじ1)	4 g
バター	15 g	パセリ	少量
にんにく	10 g		

〈作り方〉
① トマトは湯むきして，だいず粒くらいに切る。
② ベーコンはゆでて，あずき粒くらいに切る。にんじん，たまねぎ，セロリは，1cm角に切る。
③ 鍋にバターを入れ，にんにくを炒め，①②を入れ炒め，ブイヨンを加えて煮る。
④ あくを取って，白いんげんまめを入れ，塩，こしょうで調味して，味を調える。
⑤ 粉チーズとパセリのみじん切りを添えて供する。

〈調理の応用〉
　旬のトマトは甘くてこくがあり，おいしい。トマトはグルタミン酸の含有量も多いので，イノシン酸の多い鶏肉や魚介類と一緒に調理すると，アミノ酸のバランスもよく，おいしく食べることができる。
　特に，トマトソースを作り，ピッツァやパスタに使用する。

調理のポイント
　スープの中に入れる野菜は，切り方を統一して入れると同一レベルでやわらかく煮える。冷蔵庫の中の残りものや，また，豆の代わりに麺やマカロニ，白飯を入れてもおいしく作れる。

栄養価（1人分）

エネルギー(kcal)	タンパク質(g)	脂質(g)	炭水化物(g)	食物繊維(g)	食塩相当量(g)
124.1	4.0	7.6	10.8	3.6	1.6

55 梨（ナシ）

【梨黒蜜羮】

|食材分類| 止咳平喘。
|性　味| 甘，微酸，涼。
|帰　経| 肺，胃経。
|効　用| 潤肺化痰（☞ p.45 燥邪犯肺証），生津止渇。
|応　用| ① 肺燥咳嗽に用いる。咳嗽，痰が少ないあるいは喀出しにくい，口渇などの症状には杏仁（アンズの種子の乾燥品），氷砂糖，蜂蜜などを配合し飲食する。あるいは川貝母（センバイモ：ユリ科の川貝母の鱗茎）と一緒に蒸して食べる。
② 消渇に用いる。口渇，便秘などの症状には，梨の生津止渇作用を利用し，朝と夜に梨汁を飲むと，改善することができる。

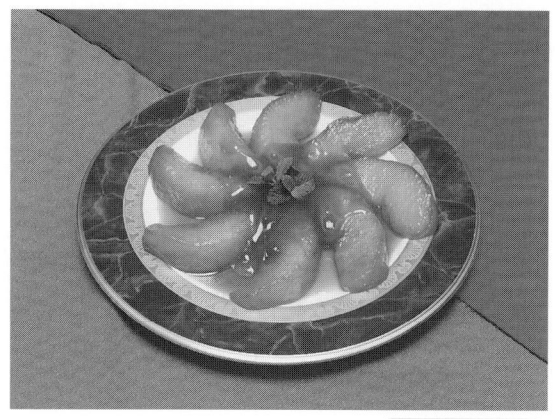

4人分　調理時間 25分

〈材　料〉	〈分　量〉	〈材　料〉	〈分　量〉
梨（なし）	500 g	はちみつ	30 ml
水	100 ml	杏仁	10 g
黒砂糖	30 g	しょうが汁	少量
氷砂糖	30 g	葛粉	10 g

〈作り方〉
① なしは皮をむき，くし型に切る。
② 鍋に①と水，黒砂糖，氷砂糖，はちみつ，杏仁を入れ，やわらかくなるまで煮る。
③ 仕上げにしょうが汁を入れ，水溶きした葛粉でとろみをつける。

〈おいしいなし〉

　日本のなしは一般的には生で食べるため，色やつやがよくて重量感があるものを選ぶ。

　西洋なしは，室温で熟してから，姿のままシロップ煮，タルト，シャーベットなどのお菓子に使用されるため，形のよいものを選ぶ。

|栄養価|（1人分）

エネルギー(kcal)	タンパク質(g)	脂質(g)	炭水化物(g)	食物繊維(g)	食塩相当量(g)
140.1	0.5	0.1	36.5	1.1	0

|調理のポイント|

なしはポリフェノール物質を含んでいるので，皮をむいて切り口に空気が触れると褐変する。ポリフェノールオキシダーゼの作用を防止するためには，レモン汁をかけるとよい。

56 茄 子 (ナス) 【茄子の四川風煮】

- **食材分類** 清熱。
- **性　味** 甘，涼。
- **帰　経** 胃，大腸経。
- **効　用** 清熱解毒（☞ p.41 熱証），涼血止血。
- **応　用**
  ① 熱毒による皮膚病に，新鮮な茄子を細かく砕いて外用することで，炎症が抑制される。
  ② 熱邪による下血，痔出血に，単品を煎じて芝麻（ゴマ）を入れて飲用する。清熱涼血，止血通便の効果がある。
  ※ このほか，食欲不振の場合に，豚ひき肉，豆板醤を配合して食べると，食欲が増進される。

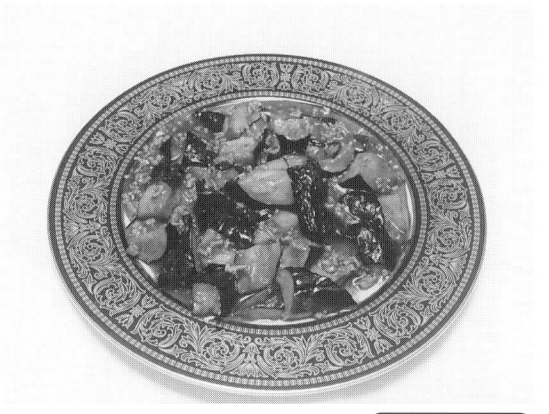

4人分　調理時間 20 分

〈材料〉	〈分量〉	〈材料〉	〈分量〉
茄子(なす)(2本)	300 g	豆板醤	20 g
揚げ油	適量	甜面醤	20 g
ごま油	10 ml	白ごま(すったもの)	20 g
A にんにく	20 g	B しょうゆ	30 g
しょうが	10 g	酒	30 ml
白ねぎ	30 g	砂糖	5 g
赤とうがらし	2 本	こしょう	少量
豚ひき肉	100 g	鶏スープ (p.105参照)	150 ml
かたくり粉	9 g	酢	5 ml

〈作り方〉
① なすは一口大の乱切りにして，水につけてあくを出す。
② ①のなすの水分をふき，170℃の油でカリカリ状態に揚げる。
③ 鍋にごま油を入れAを入れて炒め，香りがついたら取り出して，豚ひき肉を入れ強火で炒める。
④ ③に②とBを入れて煮込み，水溶きかたくり粉を入れてとろみをつける。

栄養価 (1人分)

エネルギー(kcal)	タンパク質(g)	脂質(g)	炭水化物(g)	食物繊維(g)	食塩相当量(g)
149.6	8.2	7.0	12.5	3.2	2.7

調理のポイント

野菜は煮崩れしないように揚げるのがポイント。揚げ油が170℃になってから食材を入れ，きつね色になるまでカリカリに揚げる。

57 刀　豆（ナタマメ）　【刀豆の大蒜炒め】

|食材分類| 温裏あるいは理気。
|性　味| 甘，温。
|帰　経| 胃，腎経。
|効　用| 温中下気（☞ p.46 胃気虚寒証，p.43 気逆証），補腎助陽。
|応　用|
① 胃寒による吃逆に，生姜，黒砂糖を配合して食べると，温中の効能を強める。
② 腎虚による腰痛に用いる。単品を粉末にするか，あるいは豚の腎臓に刀豆を粉末にして入れ，薄荷（ハッカ）で包んで煮て食べると，補腎の効果がある。
③ 慢性気管支炎や稀薄な痰が多いとき，あるいは咳嗽が止められないときに，水で煎じて蜂蜜を加えて飲用すると，散寒止咳平喘の効果がある。

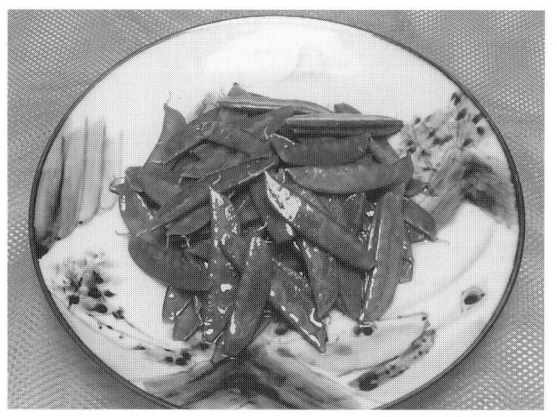

4人分　調理時間 15 分

〈材　料〉	〈分　量〉	〈材　料〉	〈分　量〉
刀豆（なたまめ）	200 g	しょうが	20 g
食塩（1％食塩水用）	適量	A｛赤とうがらし	2 本
大蒜（にんにく）	20 g	白ねぎ	40 g
ごま油	30 mℓ	食塩	2 g
		紹興酒	15 mℓ

〈作り方〉
① なたまめは，1％食塩入り熱湯でさっとゆでて，冷水にとっておく。
② にんにくはみじん切りにする。
③ 鍋にごま油を入れAを入れ炒め，香りがついたら取り出す。
④ ③に②を入れて炒め，きつね色になったら①を入れて，塩と紹興酒で味を調える。

栄養価（全）

エネルギー(kcal)	タンパク質(g)	脂質(g)	炭水化物(g)	食物繊維(g)	食塩相当量(g)
858.1	18.3	33.1	117.3	14.2	2.8

調理のポイント

中国料理の炒め物で，にんにくを使う場合，鍋を熱して，油を入れ，にんにくを切ったときに出るにおい成分のアリシンの香りがこうばしく変わったら，食材を入れる。

58 大棗(ナツメ) 【大棗と蓮子シロップ煮】

[食材分類] 補益。
[性　味] 甘，温。
[帰　経] 脾，心経。
[効　用] 補脾和胃（☞ p.46 脾気虚証），
　　　　 養血安神。
[応　用] ① 病後虚弱によるだるさや，食欲不振のときに，煎じて飲用する。
② 産後の虚弱，食欲不振に用いる。

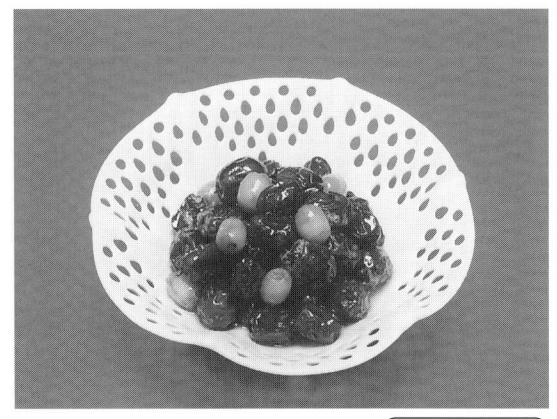

4人分　調理時間 60 分

〈材　料〉	〈分　量〉	〈材　料〉	〈分　量〉
大棗（なつめ）	200 g	砂糖	120 g
蓮子（はすの実）	100 g	はちみつ	30 ml
水	600 ml		

〈作り方〉
① なつめ，はすの実はよく洗って，水に浸漬する。
② ボールに①を入れ，約30分間蒸す。
③ 鍋に②と水を入れ，砂糖を2～3回に分けて入れ，ふっくらと煮る。
④ ③の中心がやわらかくなるまで煮て，最後にはちみつを入れて仕上げる。

[その他の薬膳]【大棗粥】

〈材　料〉	〈分　量〉	〈材　料〉	〈分　量〉
大棗（なつめ）	10 個	白米	160 g

〈作り方〉
白米になつめを入れて，粥を作る。また，薄粥を作り，茶の代わりに毎日食べるとよい。

[調理のポイント]

成熟したはすの種子を乾燥させたはすの実は，十分に水に浸漬して使う。はすの実の中には青い胚芽があり，中薬としての効能もあるが，苦いため，除いて調理する。
・蓮子心（蓮子の中の青い胚芽）：味は苦，性は寒，効能は清心，除熱，止血などである。

[栄養価]（1人分）

エネルギー(kcal)	タンパク質(g)	脂質(g)	炭水化物(g)	食物繊維(g)	食塩相当量(g)
364.0	6.8	1.4	87.1	9.1	0

59 海参（ナマコ）　【海参の酢の物】

- **食材分類** 補益。
- **性　味** 甘，咸，温。
- **帰　経** 肝，腎経。
- **効　用** 益精血（☞ p.47 腎精不足証），補腎気，潤腸燥。
- **応　用**
  ① 腎虚によるめまい，健忘などに用いる。単品でやわらかくなるまで煮て氷砂糖を入れ，朝夜1回ずつ空腹時に食べる。
  ② 腎陽虚によるインポテンツ，頻尿，冷え症などに用いる。羊肉を配合して食べる。
  ③ 精血両虚の痩せ，閉経などに用いる。豚肉を配合して食べる。
  ④ 陽燥便秘に用いる。長患いの陰血不足による腸燥便秘には，黒木耳（黒キクラゲ）を配合して食べると，益精血，潤腸通便効果がある。

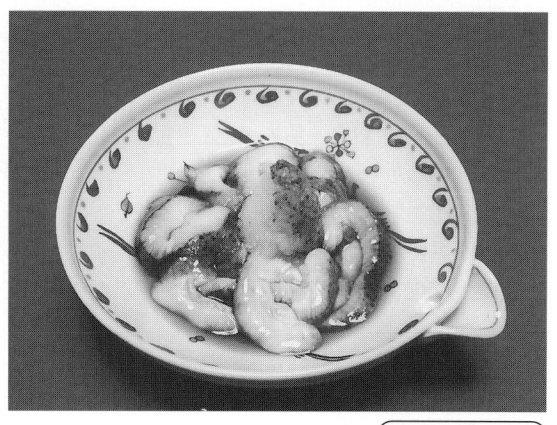

4人分　調理時間 20分

〈材料〉〈分量〉

〈材料〉	〈分量〉
海参（なまこ）	300 g
食塩	30 g
濃い緑茶の浸出液	300 ml
きゅうり	40 g
だいこん	80 g
一味とうがらし	少量

〈材料〉	〈分量〉
A ゆず輪切り	2〜3枚
A 酢	40 ml
A だし汁	200 ml
B 酢	15 ml
B みりん	15 ml
B しょうゆ	15 ml
B だし汁	15 ml

〈作り方〉

① なまこは両端を切り，腹を縦に切る。
② ①に塩をまぶして，浸出した緑茶の中に漬ける。
③ ②の水分を除き，Aのつけ汁に漬ける。
④ きゅうり，だいこんをすりおろす。
⑤ ボールにBを入れ，合わせ酢を作る。
⑥ ③のなまこをせん切りにして器に盛る。
⑦ ⑥に⑤をかけ，④を天盛りして，一味とうがらしを好みでかける。

調理のポイント

なまこを調理する際の下処理には，二つある。
- 振りなまこ：多量の塩でなまこをもみ，ざるを上下に振る。
- 茶振りなまこ：なまこに塩を振りしばらくおき，80℃の番茶に入れて，塩をぬく。

栄養価（1人分）

エネルギー(kcal)	タンパク質(g)	脂質(g)	炭水化物(g)	食物繊維(g)	食塩相当量(g)
41.8	4.1	0.3	0.5	0.9	2.0

60 苦　瓜（ニガウリ）【苦瓜のチャンプルー】

|食材分類| 清熱。
|性　味| 苦，寒。
|帰　経| 胃，心，肺経。
|効　用| 清熱解暑（☞ p.41 熱証），明目解毒。
|応　用| ①　暑気あたりに用いる。単品を炒める。あるいはスープを作る。また茶と配合し煎じて飲用する。清熱解暑作用があるので，暑気をとり除くことができる。

②　目の充血に用いる。肝熱による目の充血，怒りっぽい，イライラの症状があるときに，単品で煮て食べる。菊花を配合して，煎じて飲用すれば，清肝熱明目効果がある。

③　下痢に用いる。清熱解毒作用を利用し，少し砂糖をつけて食べると，下痢が止まる。このほか，糖尿病には，単品で，あるいは，豆腐などと配合して常時食べると，食療の補助方法として血糖値をコントロールすることができる。

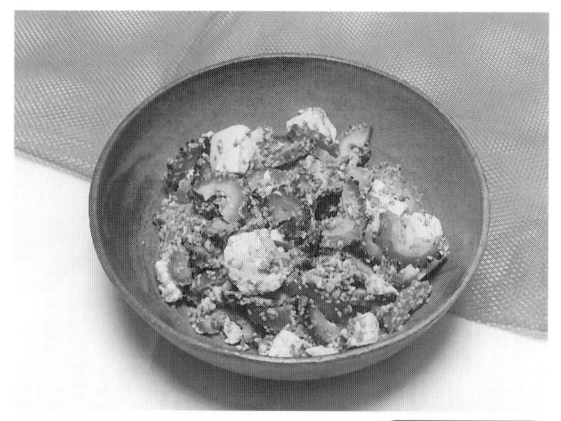

4 人分　　調理時間 15 分

〈材　料〉	〈分　量〉	〈材　料〉	〈分　量〉
苦瓜（にがうり）	200 g	白ごま	30 g
たまねぎ	50 g	A ｛食塩	5 g
豆腐	200 g	こしょう	少量
ごま油	13 ml	酒	30 ml
鶏卵（1 個）	50 g		

〈作り方〉

①　にがうりは縦に二つ切りにして種を除き，スライサーで薄く切る。たまねぎも薄く切る。
②　①のにがうりは塩をふり，しんなりしたら水洗いする。
③　豆腐は 3 cm 角に切る。
④　鍋にごま油を入れ，①のたまねぎと②を炒めて③，溶き卵，白ごまを入れる。
⑤　④が炒まったら，A を入れて仕上げる。

調理のポイント

チャンプルーは，沖縄の家庭料理の主軸。肉や野菜を一つの皿に盛り入れてしまう料理。にがうりはスライサーを使って薄く切って，色よく調理することが大事。にがうりは，たまねぎと一緒に炒めると，苦味がやわらかくなる。

|栄養価| （1 人分）

エネルギー (kcal)	タンパク質 (g)	脂質 (g)	炭水化物 (g)	食物繊維 (g)	食塩相当量 (g)
155.7	7.0	11.3	5.6	2.7	1.1

61 桂皮(ニッキ) 【桂皮のバンバリークッキー】

食材分類 温裏。

性　味 辛, 温。

帰　経 脾, 胃経。

効　用 温中散寒 (☞ p.46 胃気虚寒証), 温通経脈。

応　用
① 虚寒による胃痛に用いる。桂皮粉末に湯を入れて飲用する。あるいは小茴香 (ウイキョウ), 花椒 (サンショウ) を配合し, 水で煎じて飲用する。このほか, 菓子に入れて食べることで, 温中健胃の効果が期待できる。
② 月経痛に用いる。黒砂糖を加えて一緒に調理して食べる。あるいは山楂 (サンザシ) を配合してもよい。
③ 関節痛に用いる。生姜と一緒に食べると, 温経散寒の効果があるので, 風寒邪による関節痛に用いる。

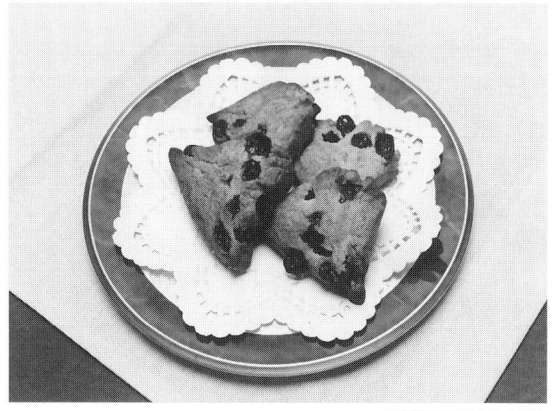

4人分　調理時間 20分

〈材　料〉	〈分　量〉	〈材　料〉	〈分　量〉
桂皮(ニッキ)(シナモン粉末)	8 g	黒砂糖	50 g
山楂(さんざし)(生)	30 g	鶏卵	15 g
干しぶどう	30 g	小麦粉 (薄力粉)	100 g
バター	50 g		

〈作り方〉
① 生のさんざしと干しぶどうは, みじん切りにする。
② ボールにバターと黒砂糖を入れ, 混ぜる。
③ ②にシナモン粉末と卵を加えてクリーム状に練り, 薄力粉と①を加えて一つにまとめる。
④ ③を冷蔵庫で 30 分間ねかせる。
⑤ ラップの上に④をのせ三角形に整形して, 5 mm に切って, 180℃のオーブンで約10分間焼く。

〈調理の応用〉
桂皮はお菓子によく使われるスパイスであり, りんごと相性がよいので, アップルパイや, 焼きりんごには不可欠である。
また, カプチーノや紅茶に用いられている。

調理のポイント
クッキーの生地がやわらかいときには, 冷蔵庫や冷凍庫を利用すると整形しやすい。

栄養価 (1人分)

エネルギー (kcal)	タンパク質 (g)	脂質 (g)	炭水化物 (g)	食物繊維 (g)	食塩相当量 (g)
267.2	3.0	11.3	37.9	0.9	0

62 韮 菜 (ニラ) 【韮菜と鶏肝の卵とじ】

食材分類 補益。

性 味 辛, 温。

帰 経 腎, 胃, 肝経。

効 用 温腎助陽 (☞ p.47 腎陽虚証), 和中降逆。

応 用 ① 腎陰虚によるインポテンツ, 冷え, 遺精などの症状に適用する。麻油 (ゴマ油) と胡桃仁 (クルミ) を配合し炒め, 食べることで温腎助陽効果がある。あるいは枸杞子 (クコの実), 鶏の肝臓, 胡桃仁を配合して日常の料理として常時食べることで, 腎を補う効果がある。

② 嘔吐, 吃逆, 飲食減少などの症状に用いる。韮菜汁に牛乳, 生姜汁を配合し飲用すると, 和中降逆作用がある。妊娠による悪心, 嘔吐のときに韮菜汁に生姜を配合して, 氷砂糖を入れて飲用する。

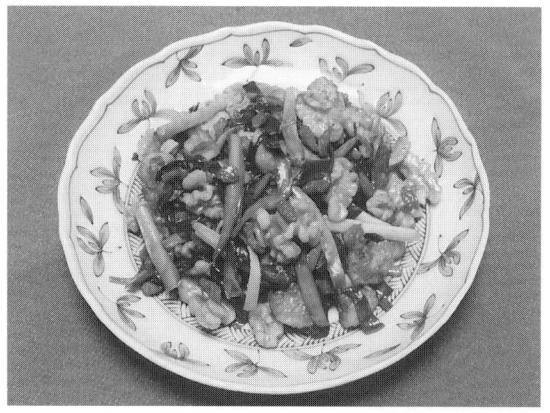

4人分　調理時間 15分

〈材料〉	〈分量〉	〈材料〉	〈分量〉
韮菜 (にら)	200 g	ごま油	15 ml
くるみ	100 g	B 食塩	3 g
揚げ油	適量	紹興酒	15 ml
鶏肝 (鶏レバー)	200 g	こしょう	少量
A 白ねぎ	10 g	砂糖	10 g
しょうが	10 g	しょうゆ	15 ml
にんにく	5 g	ごま油	10 ml
赤とうがらし	1本	鶏卵	50 g

〈作り方〉

① にらは 4〜5 cm に切る。

② くるみは 160℃ の油できつね色に揚げる。

③ 鶏レバーは, 薄切りにして, 薄い食塩水につけて血抜きする。

④ 鍋にごま油を熱し A を入れ, 油に香りをつけてから取り出して, ③を炒める。

⑤ ④に①②を入れ, B を加えて味を調え, 溶き卵を入れて仕上げる。

〈おいしいにら〉

新鮮で良質なにらは, 葉が厚くてやわらかいもの。また, 特有の硫化アリルの香りが強いものである。

調理のポイント

にらの香りが気になるときは, 下ゆでしてから調理する。

栄養価 (1人分)

エネルギー (kcal)	タンパク質 (g)	脂質 (g)	炭水化物 (g)	食物繊維 (g)	食塩相当量 (g)
331.1	15.9	26.5	8.9	3.4	1.4

63 鶏　肉（ニワトリの肉）【博多若鶏の水炊き】

[食材分類] 補益。
[性　味] 甘，温。
[帰　経] 脾，胃経。
[効　用] 温中補脾（☞ p.48 脾腎陽虚証），益気養血，補腎益精。
[応　用]
① 病後の衰弱，脾胃両虚による食欲不振や疲労などの症状に用いる。単品で煮る。あるいは冬季の野菜，山薬（ヤマイモ）などを配合して食べることで健脾補腎作用が高まる。
② 産後の衰弱に用いる。山薬，黄耆（オウギ：マメ科の黄耆の根），当帰（トウキ：セリ科の当帰の根），大棗（ナツメ）を配合すると，益気補血作用がある。
③ 腎虚による頻尿，遺精，耳鳴りの症状に対して，雄鶏と韮菜（ニラ）を配合して食べる。
④ 肝血虚によるめまい，目のかすみに用いる。枸杞子（クコの実），何首烏（カシュウ：タデ科の何首烏の塊状根）を配合して用いる。

[その他の薬膳]【博多の濁り汁】(1000 ml)

<材　料>	<分　量>	<材　料>	<分　量>
鶏の頭, がら	600 g	米	100 g
鶏肉	200 g	水	2000 ml

<作り方>
① 鶏の頭，鶏がらを細かくくだく。
② さらしの布に米を包む。
③ 鍋に①②と，鶏肉と水を入れ，中火であくを取りながら約40分間煮て，布ごしする。

[栄養価]（1人分）

エネルギー (kcal)	タンパク質 (g)	脂質 (g)	炭水化物 (g)	食物繊維 (g)	食塩相当量 (g)
625.2	38.9	25.8	56.9	5.4	2.0

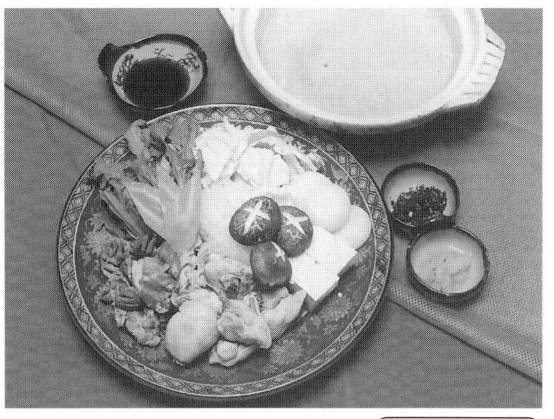

4人分　調理時間 60分

<材　料>	<分　量>	<材　料>	<分　量>
若鶏（骨付き）	600 g	やまいも	200 g
若鶏の心臓	30 g	キャベツ	200 g
若鶏の肝臓	90 g	しゅんぎく	100 g
若鶏の砂のう	50 g	生しいたけ(4個)	60 g
なつめ	12個	はるさめ	60 g
もち（4個）	160 g	豆腐	200 g
鶏スープ (p.105 参照)	800 ml	米酢	50 ml
<薬味>		しょうゆ	50 ml
青ねぎ	20 g	だいだい酢	15 ml
しょうが	15 g	みりん	30 ml
もみじおろし(だいこん・赤とうがらし)	50 g		

(A: やまいも〜豆腐、B: 米酢〜みりん)

<作り方>
① 若鶏はぶつ切りにする。心臓は二つに切って血合いを取り，肝臓は微温湯で洗う。
② 鍋に水1lと鶏肉となつめを入れて，中火で25分間煮る。あくが出たら取り除く。
③ 心臓，肝臓，砂のうは沸騰したお湯でさっとゆでておく。
④ Aは好みに切り，大皿に盛り，②③と，もちを一緒に盛る。
⑤ Bを合わせてポン酢をつくる。
⑥ 土鍋に鶏スープを入れて，②のスープと合わせて④を入れて，食卓で煮ながら食べる。
⑦ ⑤と薬味を添える。

<食べ方>
① スープを器に入れ，好みで塩と青ねぎを入れて飲用する。
② ポン酢に薬味を入れ，鶏肉から食べる。
③ スープが濃くなったら，野菜や豆腐などの材料を入れて食べる。

64 胡萝卜（ニンジン）【胡萝卜と萝卜の浅漬け】

[食材分類] その他。
[性　味] 甘，平。
[帰　経] 脾，肝，肺経。
[効　用] 健胃消食（☞ p.46 食滞胃腸証），
補肝明目，降気止咳。
[応　用] ① 消食不良による食滞，腹部膨満，腸内の異常発酵，口臭，嘔吐，泥状便などの症状があるときに用いる。単品，あるいは包心菜（キャベツ），芹菜（セロリ），山薬（ヤマイモ）などと煮て，黒砂糖を加えて食べたり，あるいは萝卜（ダイコン）を配合して，消食理気の効能を強めてもよい。
② 肝腎虚による夜盲症，目のかすみ，視力減退などの症状に用いる。羊の肝臓を配合して水煎服する。
③ 肺熱咳嗽，稀薄な痰が出にくい，痰が黄色いときに，胡萝卜汁を飲み，あるいは大棗（ナツメ）を配合して食べる。

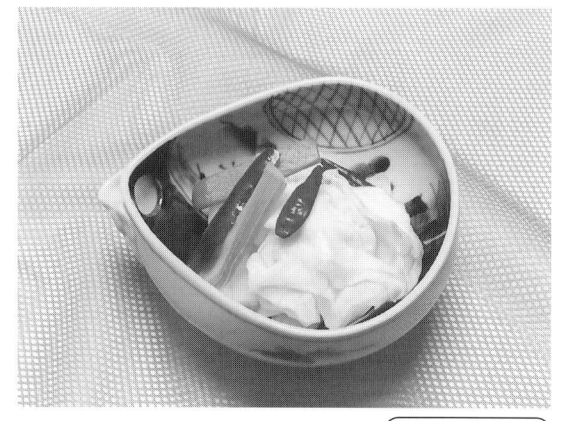

4人分　調理時間 10分

〈材　料〉	〈分　量〉	〈材　料〉	〈分　量〉
胡萝卜(にんじん)	200 g	しょうゆ	100 ml
萝卜(だいこん)	200 g	酒	40 ml
キャベツ	100 g	砂糖	30 g
食塩(3%食塩水用)	適量	甜面醤	15 g
		豆板醤	15 g
		とうがらし	3 本
		にんにく	15 g
		粒さんしょう	15 粒

（Aは「しょうゆ」から「粒さんしょう」までをまとめる）

〈作り方〉
① にんじんとだいこんは，ひょうし切り，キャベツは角切りにする。
② ①を3%の食塩水につけて，よく水分を切る。
③ Aのにんにくは，薄切りにする。
④ ボールにAを入れ，②を漬ける。

〈調理の応用〉
季節の野菜や冷蔵庫に残っている生野菜を利用して，とうがらしやさんしょうの辛みをきかせた浅漬けを作る。野菜を漬けたら，ラップをかけて常温で1日漬けたほうが，味がなじんでおいしい。

〈おいしいにんじん〉
葉が細く，シャキッとしたものは新鮮。葉付きのところが香りがよく，ひげ根の少し付いたものがおいしい。

[栄養価]（1人分）

エネルギー(kcal)	タンパク質(g)	脂質(g)	炭水化物(g)	食物繊維(g)	食塩相当量(g)
88.2	1.7	0.5	18.1	3.0	2.5

65 大 蒜（ニンニク）【大蒜の甘酢漬け】

|食材分類| 補益。
|性　味| 辛，温。
|帰　経| 脾，胃，肺経。
|効　用| 温中健胃（☞ p.46 胃気虚寒証），消食，解毒。
|応　用|
① 胃の冷痛，食滞のとき用いる。単品で酢につけ，あるいは山楂（サンザシ），陳皮（チンピ：ミカンの果皮の乾燥品）を配合して食べる。
② 軽症の細菌性下痢には，大蒜1個をすりつぶして黒砂糖適量を加え，1日3回，水で煮て食べる。
③ 咳嗽に用いる。粥に大蒜粉を入れて食べると，解毒止咳効果がある。

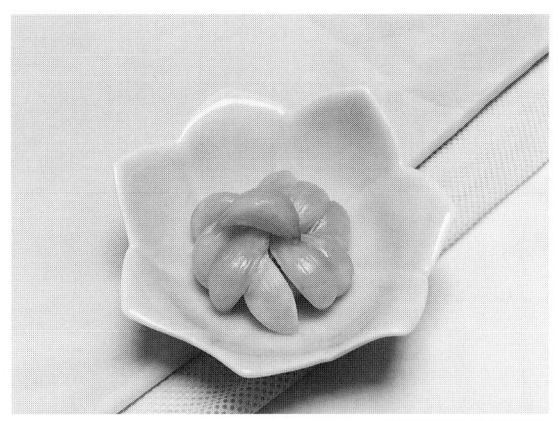

20個分　調理時間 15分

〈材料〉	〈分量〉	〈材料〉	〈分量〉
大蒜（にんにく）	1000 g	A { 酢	300 mℓ
食塩	30 g	水	50 mℓ
		黒砂糖	150 g
		食塩	15 g
		赤とうがらし	4本

〈作り方〉
① にんにくは洗って，塩をまぶして丸ざるに広げて2時間おく。
② ①に熱湯をかけて洗い，よく水分をきる。
③ 器にAを入れ，黒砂糖が溶けたら②を入れ，漬ける。
④ 3か月後くらいから食べごろである。

〈調理の応用〉
にんにくはしょうゆ，焼酎，オイル，はちみつなど各種の調味料に漬けて常備菜とする。

〈おいしいにんにく〉
にんにくは外側の皮が厚くきれいな白色で，りん片の大きさがそろっているものがおいしい。

|介入研究例|
大蒜のサプリメントの服用群は，偽薬群に比べ風邪の罹患率が低く，有病期間も短い[1]。12週間の大蒜のサプリメント（腸溶剤）の服用で，総コレステロール値4.2％，LDLコレステロール値が6.6％減少した[2]。しかし，12週間，大蒜の粉末（1日量900 mg）を服用した群と偽薬を服用した群で，血清脂質に有意な差はみられなかった報告もある[3]。

1） Adv Ther. 2001 Jul-Aug; 18(4): 189-93.
2） J Am Coll Nutr. 2001 Jun; 20(3): 225-31.
3） Arch Intern Med. 1998 Jun 8; 158(11): 1189-94.

|栄養価| （1個分）

エネルギー(kcal)	タンパク質(g)	脂質(g)	炭水化物(g)	食物繊維(g)	食塩相当量(g)
108.1	3.5	0.7	22.5	3.2	2.5

|調理のポイント|
短期間で食べられるようにするには，にんにくを小片に分けて，皮つきのまま蒸して，薄皮をむき，調味料に漬けるとよい。

66 葱(ネギ) 【葱入り揚州炒飯】

食材分類 解表。
性　味 辛, 温。
帰　経 肺, 胃経。
効　用 発汗解表 (☞ p.41 表寒証), 通陽散寒, 和中健胃。
応　用
① 感冒初期の発熱, 頭痛, 鼻づまり, 無汗などの症状に用いる。豆を配合して, 水で煎じて飲用する。
② 虚寒性の胃痛に用いる。葱に黒砂糖を加えて煎じて飲用すると, 和胃止痛の効果がある。あるいは食欲不振に対して, 卵などを配合して炒飯を作って食べると, 食欲を促進することができる。
③ 膀胱の気化機能失調による排尿困難, 寒さによる腹痛, 腹部膨満などの症状には葱を炒めて食べる。

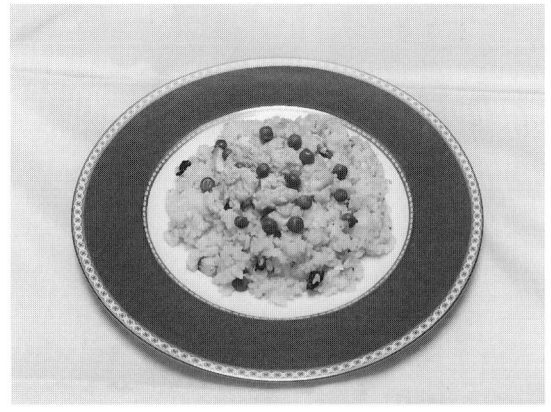

4人分　調理時間 20分

〈材　料〉	〈分　量〉	〈材　料〉	〈分　量〉
葱(白ねぎ)(2本)	200 g	油	30 mL
蟹蟹(かに)	100 g	ごま油	15 g
たけのこ	100 g	白飯	900 g
しいたけ(干)	10 g	B { 食塩	7 g
鶏卵(2個)	100 g	酒	30 mL
A { 砂糖	3 g	こしょう	少量
食塩	少量	グリンピース(冷)	50 g

〈作り方〉
① ねぎは粗いみじん切りにする。
② かにはほぐす。
③ たけのこ, しいたけは, 1cm角に切る。
④ 卵はAで調味して, いり卵にする。
⑤ 鍋に油とごま油を入れ, ②③を入れ炒め, 次に白飯を入れ, 切るように炒める。
⑥ ⑤の白飯が炒まったら, ①を入れる。
⑦ Bとグリンピース, ④を入れて盛りつける。

〈調理の応用〉
ねぎの香り成分のアリシンをヘルシーにおいしく食べるためには, 生で白髪ねぎにして, 2～3分間水にさらす。または, ねぎみそを作る。ねぎをみじん切りにして, みそとかつおぶしを混ぜて作る。

調理のポイント
白飯は, やわらかい飯よりかたい飯のほうがよい。冷たい飯より, 熱い飯のほうが炒めやすい。飯の一粒一粒に油の膜を作るように炒める。

栄養価（1人分）

エネルギー(kcal)	タンパク質(g)	脂質(g)	炭水化物(g)	食物繊維(g)	食塩相当量(g)
586.9	15.1	14.9	93.3	4.4	2.3

67 紫　菜（ノリ）　【紫菜の香り焼き】

- **食材分類** 化痰。
- **性　味** 甘，咸，涼。
- **帰　経** 肝，肺，胃，腎経。
- **効　用** 軟堅散結（☞ p.43 痰証），清熱化痰，利尿。
- **応　用**
  ① 慢性の咳嗽，咳嗽に用いる。牡蛎（カキ）を配合して煎じて飲用すると，清肺熱，化痰止咳効果がある。
  ② 尿量減少，水腫に用いる。車前子（シャゼンシ：オオバコ科の車前の成熟種子）を配合して煎じて飲用すると，清熱利尿効果がある。

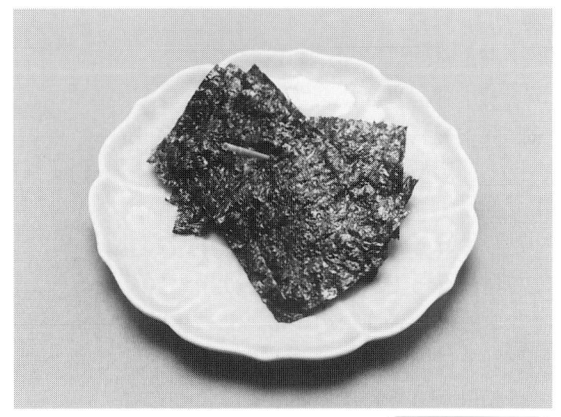

4人分　調理時間 5分

<材　料>	<分　量>	<材　料>	<分　量>
紫菜（のり）	5枚	A ねぎ	15 g
ごま油	30 g	にんにく	15 g
食塩	少量	しょうが	15 g
		とうがらし	1本

<作り方>
① フライパンにごま油を入れ，Aを入れ，とうがらしが黒くなってから火を止める。
② のりの裏に①をはけでぬり，上から塩をパラパラとかける。
③ 弱火であぶり焼きをして，6等分に切る。

<おいしいのり>
のりを選ぶときは，密度が高く，厚さが均一で，香りがよく，黒紫色で，つやがあるものがよい。

栄　養　価（1人分）

エネルギー(kcal)	タンパク質(g)	脂質(g)	炭水化物(g)	食物繊維(g)	食塩相当量(g)
32.4	0.8	2.6	2.0	0.8	0.2

68 蜂 蜜 (ハチミツ) 【蜂蜜黒大豆ジュース】

[食材分類] 補益。
[性　味] 甘，平。
[帰　経] 脾，肺，大腸経。
[効　用] 補中緩急（☞ p.46 胃気虚寒証），潤肺止咳，潤腸通便。
[応　用]
① 胃・十二指腸潰瘍に用いる。陳皮（チンピ：ミカンの果皮の乾燥品），甘草を配合して煎じて，蜂蜜を加えて飲用する。補中緩急止痛の効能がある。陳皮を配合して一緒に煮て飲食すると，補脾胃の効果がある。
② 慢性気管支炎による咳嗽に用いる。蜂蜜と卵でスープを作り，朝夜1回ずつ飲用すると，潤肺止咳の効果がある。
③ 咳嗽，痰血に用いる。百合を配合して煎服する。
④ 老人の便秘に用いる。炒った芝麻（ゴマ）を粉にして，蜂蜜を配合して一緒に飲食する。

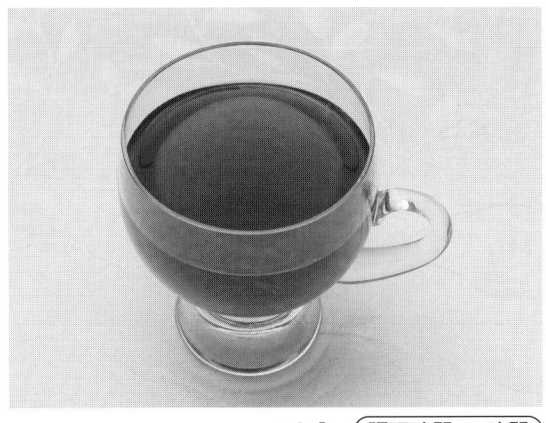

4人分　調理時間　4時間

〈材料〉	〈分量〉	〈材料〉	〈分量〉
蜂蜜（はちみつ）	30 ml	陳皮（チンピ）	20 g
黒大豆	100 g	レモン汁	15 ml
水	1000 ml		

〈作り方〉
① 黒大豆は，洗って鍋に入れ，水を入れて4～5時間つけておく。
② ①を火にかけ，沸騰したら火を弱め，あくを取りながら，汁が半分弱になるまで煮詰める。
③ ②をこして陳皮とはちみつを入れ，10分間煮る。
④ 煮汁を器に入れて，好みでレモン汁を入れる。

調理のポイント

はちみつは蜜蜂が花の蜜を集め，体内の酵素で分解させた天然の甘味料である。甘味が砂糖より強いので，ひかえて使うこと。

黒大豆の皮には，アントシアニン系の色素であるクリサンテミンが含まれている。Feと結合して錯塩を作り，美しい黒色に変化するため，鉄鍋か釘を入れて調理する。また，黒大豆の色素は，酸性で美しい赤色に変わるため，酢やレモン汁を一緒に使う。

[栄養価]（1人分）

エネルギー (kcal)	タンパク質 (g)	脂質 (g)	炭水化物 (g)	食物繊維 (g)	食塩相当量 (g)
127.3	8.9	4.8	13.4	4.3	0

69 薄荷（ハッカ） 【薄荷ゼリー】

|食材分類| 解表。
|性 味| 辛，涼。
|帰 経| 肺，肝経。
|効 用| 疏散風熱（☞p.41 表熱証），清利咽喉。
|応 用| ① 外感風熱証に用いる。感冒，上気道炎による頭痛，発熱，目の充血，咽喉の腫脹，疼痛などの症状には，菊花，甘草，桔梗を配合して食べる。
② 夏期における頭のふらつき，発熱，口渇，尿が濃いなどの症状に用いる。緑豆を入れ，スープを作って食べる。あるいは，蜂蜜などを配合し，薄荷ゼリーを作って食べると，清除暑熱効能があるといわれている。

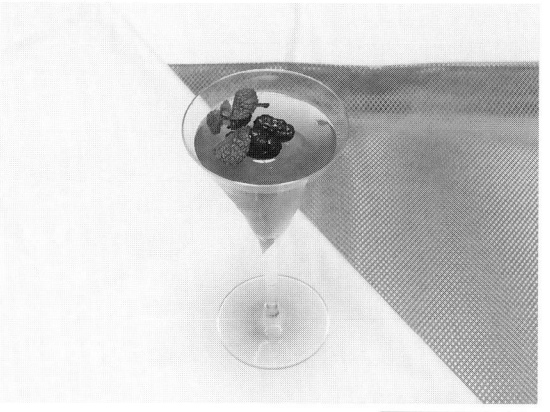

4人分　調理時間 15分

〈材料〉

材料	分量	材料	分量
薄荷(はっかの浸出液)	400 g	メロン	80 g
(薄荷	15 g)	なつめ(4個)	4 g
板ゼラチン	12 g	ミントの葉	4 枚
はちみつ	40 g		

〈作り方〉
① 薄荷に熱湯を注ぎ，薄荷のエキスを抽出する。
② 板ゼラチンは水で膨潤させる。
③ 鍋に①②を入れ煮溶かし，はちみつを入れ，シャンパングラスに入れ，固める。
④ メロン，なつめ，ミントの葉を，③に飾る。

〈調理の応用〉
シンガポールのレストランで人気のデザートは薄荷寒天である。
南のフルーツは体を冷やす食材が多く，パパイヤ，すいか，バナナなどを好みで添えている。ぜひ，夏の一品に推薦したい。

|介入研究例|
薄荷は，消化不良などの胃腸症状緩和に効果がある[1,2]。この作用は，小児における消化不良にもよいことが確かめられている[3]。また，筋肉の緊張を緩和し，精神的リラックス効果も示す[4]。

1) Aliment Pharmacol Ther. 2003; 17: 445-451.
2) Phytother Res. 2000; 14: 20-23.
3) Pediatrics. 2003; 111: 1-11.
4) Cephalalgia. 1994; 14: 228-234.

|栄養価|（1人分）

エネルギー(kcal)	タンパク質(g)	脂質(g)	炭水化物(g)	食物繊維(g)	食塩相当量(g)
56.3	3.1	0.1	11.9	0.4	0

|調理のポイント|
薄荷のさわやかな香りであるメントールのスーッとする清涼感が消えないように，加熱する時間を短くすることが大事である。

70 香　蕉（バナナ）　【香蕉の高麗】

|食材分類| 止咳平喘。
|性　味| 甘，寒。
|帰　経| 肺，大腸経。
|効　用| 清熱潤肺（☞ p.45 燥邪犯肺証），潤腸通便。
|応　用|
① 肺燥咳嗽に用いる。新鮮な香蕉をそのまま食べる。あるいは氷砂糖と一緒に煮て，数日間連続して食べると，咳嗽，少痰，咽乾などの症状を改善することができる。
② 便秘，痔出血，下血に用いる。新鮮な香蕉を皮と一緒に煮て食べる。便秘の場合，毎日空腹時に1～2本，香蕉を食べると，通便作用がある。

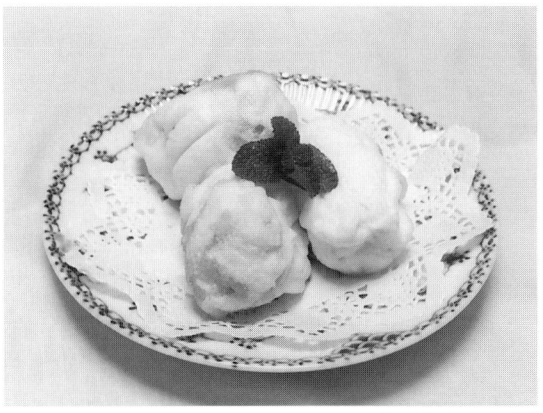

4人分　調理時間 10分

〈材　料〉	〈分　量〉	〈材　料〉	〈分　量〉
香蕉（バナナ）	2本	グラニュー糖	10 g
ラム酒	15 ml	卵黄（1個分）	25 g
レモン汁	15 ml	砂糖	25 g
卵白	60 g	バター	15 g
かたくり粉	36 g	A 強力粉	9 g
かたくり粉（まぶし用）	15 g	コーンスターチ	9 g
揚げ油	適量	無糖練乳	30 g
シナモン	5 g	加糖練乳	50 g

〈作り方〉
① バナナは3等分に切り，縦に割り，ラム酒，レモン汁をかけておく。
② Aをボールに入れて，20分間蒸してよく混ぜると，カスタードソースができる。
③ ①に②をはさむ。
④ 卵白を泡立て，水溶きかたくり粉を入れ，衣を作る。
⑤ ③にかたくり粉をまぶして，④をつける。
⑥ 150℃の油で，白く泡が消えないように揚げる。
⑦ シナモンとグラニュー糖をまぜ，シナモンシュガーを作り，添える。

〈調理の応用〉
バナナの代わりに，りんごを六つ割りしてシロップ煮して使用する。
カスタードソースの代わりに，あずきあんを使用する。

|調理のポイント|
中国料理で，高麗とは美しさを貴ぶ揚げ物である。なるべく色白く仕上げる。油は新鮮で清澄なものを使用する。また，熱いうちに食べる。

|栄養価|（1人分）

エネルギー(kcal)	タンパク質(g)	脂質(g)	炭水化物(g)	食物繊維(g)	食塩相当量(g)
304.8	5.6	7.3	53.5	0.9	0.3

71 番木瓜（パパイヤ）　【番木瓜のSweet Boat】

[食材分類] 消食。
[性　味] 甘，平。
[帰　経] 脾，肝経。
[効　用] 消食（☞ p.46 食滞胃腸証），清熱。
[応　用]
① 胃痛，消化不良に用いる。単品を煮て食べると，消食和胃効果がある。
② 病後衰弱，腰や膝がだるく力がないときに用いる。牛肉を配合して，水で煎じて飲用する。あるいは，銀耳（白キクラゲ），蓮子（ハスの実）などを配合して常時食べると，食欲を促進させ，病後の体力を回復する効果がある。
③ 貧血，不眠に用いる。竜眼肉（リュウガンニク）を配合して水で煎じて飲用する，あるいは蓮子，蜂蜜などと一緒に煮て食べることで，養血安神作用がある。
④ 更年期障害による潮熱，イライラの症状のときに用いる。甘草を配合して，水で煎じて飲用する。

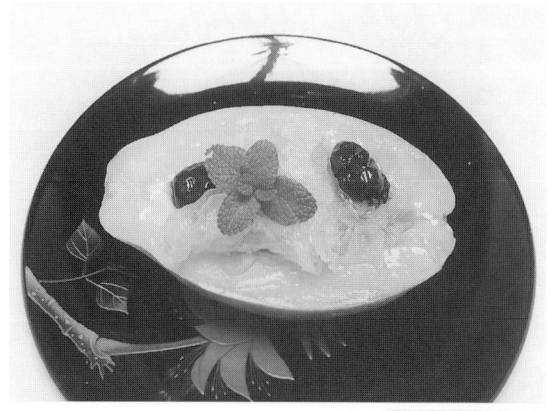

[介入研究例]
ピューレ仕立ての番木瓜摂取により，血清レチノール値が有意に増加する。
J Nutr. 2001 May; 131(5): 1497-502.

[栄養価]（1人分）

エネルギー (kcal)	タンパク質 (g)	脂質 (g)	炭水化物 (g)	食物繊維 (g)	食塩相当量 (g)
171.1	1.5	0.5	45.6	8.7	0

4人分　調理時間 60分

〈材　料〉	〈分　量〉	〈材　料〉	〈分　量〉
番木瓜（パパイヤ）	2個	なつめ	8個
レモン汁	5 ml	氷砂糖	100 g
干銀耳（干し白きくらげ）	30 g	レモン	1/2個
蓮子（はすの実）	8個	ミントの葉	適量

〈作り方〉
① パパイヤは半分に切り，レモン汁をかける。
② 白きくらげ，はすの実，なつめは洗って，別々の器に入れて水に浸漬する。
③ ②の白きくらげは，下の黄色のかたい部位を除く。
④ 鍋に③，はすの実，材料の20倍の分量の水を入れ弱火で30～40分間煮て，氷砂糖となつめを入れて約20分間，粘性が出るまで煮る。
⑤ ①のパパイヤに冷やした④を盛り，くし型レモンとミントを添える。

[その他の薬膳]【番木瓜シャーベット】

〈材　料〉	〈分　量〉	〈材　料〉	〈分　量〉
番木瓜（パパイヤ）	300 g	水	100 ml
レモン汁	5 ml	ホワイトキュラソー	30 ml
砂糖	100 ml		

〈作り方〉
① パパイヤ果肉とレモン汁を合わせて，ミキサーにかける。
② 鍋に砂糖と水を入れ，100 mlまで煮つめる。
③ ボールに①②，ホワイトキュラソーを入れて混ぜる。
④ ③を冷凍庫に入れて，冷やし固める。

72 羊　肉（ヒツジの肉）【羊肉のかす汁】

食材分類 補益。
性　味 甘，温。
帰　経 脾，腎経。
効　用 温中補腎（☞ p.47 腎陽虚証，p.46 脾気虚証），補益気血。
応　用
① 腎陽虚によるインポテンツ，腰や膝がだるく力がはいらない，疲れやすい，冷えなどの症状があるときに用いる。単品で煮て，大蒜（ニンニク），生姜で調味して食べることで，腎陽を補う作用がある。
② 産後虚寒による腹部冷痛，女性虚寒性生理痛に用いる。補血活血の当帰（トウキ：セリ科の当帰の根），温中散寒の生姜を配合すると，温裏散寒，補益気血の効果がある。
③ 脾胃虚寒による疲労，食欲不振，四肢の冷えに使用する。羊肉入り粥を作ったり，あるいは，根菜，昆布などと一緒に煮て，食べる。

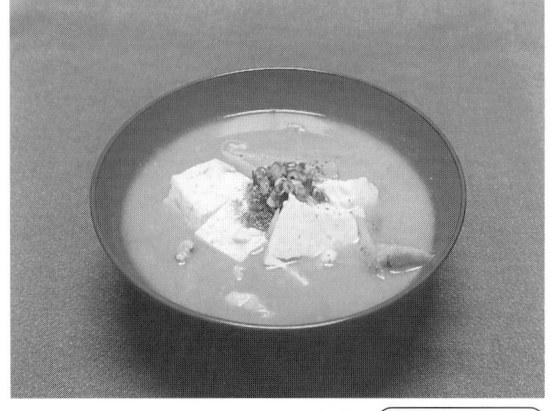

4人分　調理時間 40分

〈材　料〉	〈分　量〉	〈材　料〉	〈分　量〉
羊肉	200 g	酒	50 ml
ごぼう	80 g	赤とうがらし	3本
豆腐	400 g	酒かす	100 g
こんにゃく	80 g	赤みそ	30 g
黒きくらげ	15 g	青ねぎ	10 g
だし汁	1000 ml	みつば	40 g

〈作り方〉
① 羊肉は薄切りにする。
② ごぼうは削ぎ切りにして，水であく抜きする。豆腐，こんにゃくは角切りにする。
③ 黒きくらげは水でもどす。
④ 鍋に①と②のごぼう，だし汁，酒，赤とうがらしを入れて，中火であくを除きながら約20分間煮る。
⑤ ④に②の豆腐，こんにゃくと③を入れて4～5分間煮て，酒かすと赤みそを溶かして味を調えて，小口切りした青ねぎとみつばを入れて仕上げる。

調理のポイント
香りを大切にする料理では，みそ，酒かすは長時間加熱することを避ける。また，脱臭の目的で使用するときは，最初に加えてもよい。
酒は煮切って，煮切り酒にすると，風味がまろやかになる。

栄養価（1人分）（だし汁のこんぶ除く）

エネルギー (kcal)	タンパク質 (g)	脂質 (g)	炭水化物 (g)	食物繊維 (g)	食塩相当量 (g)
297.3	21.2	13.6	16.6	6.1	1.0

73 葫芦（ヒョウタン）【葫芦ンブシー】

食材分類 利水滲湿。
性 味 甘，淡，寒。
帰 経 肺，脾，小腸経。
効 用 清肺熱（☞ p.45 燥邪犯肺証），利尿。
応 用
① 肺燥の痰が少ない咳嗽，に用いる。新鮮な葫芦汁，あるいは水で煎じて飲用する。
② 湿熱による排尿痛，尿量減少，水腫などの症状には，冬瓜皮（トウガンの皮），西瓜皮（スイカの皮）を配合して水で煎じて飲用すれば，利水清熱の効果がある。

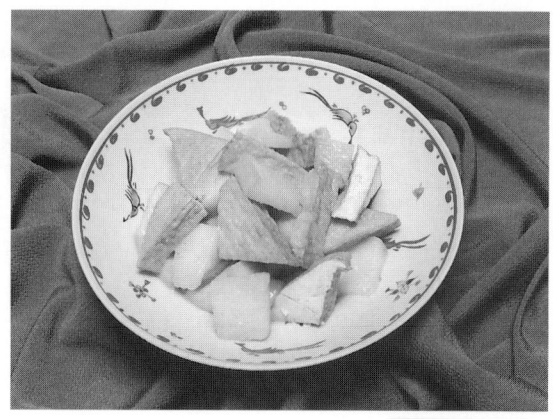

4人分　調理時間 10分

〈材料〉　〈分量〉
葫芦（ヒョウタン）　400 g
厚揚げ　400 g
ごま油　30 ml
油　少量

〈材料〉　〈分量〉
A ┌ だし汁　200 ml
　├ みそ　20 g
　├ みりん　15 ml
　└ 酒　15 ml

〈作り方〉
① ヒョウタンは長さ5 cm，幅3 cmに切る。
② 厚揚げは薄く切る。
③ ①をさっとゆでて，ごま油と油で炒める。
④ ③の鍋に②を入れ，Aを入れて調味し，ひと煮立ちさせて仕上げる。

〈調理の応用〉
中国では，夏季，ウリ科のつる性一年草のヒョウタンだけでなく，ヘチマなども一緒に炒めて調理される。

栄養価（1人分）

エネルギー(kcal)	タンパク質(g)	脂質(g)	炭水化物(g)	食物繊維(g)	食塩相当量(g)
257.8	21.2	19.2	7.6	2.0	0.6

調理のポイント
沖縄料理のンブシーとは，材料を一度さっとゆでて油で炒め，色出しした野菜を少量のだし汁とみそで煮た料理のことである。

74 茯苓（ブクリョウ） 【茯苓の中国風パイ】

[食材分類] 利水滲湿。
[性　味] 甘，淡，平。
[帰　経] 心，脾，腎経。
[効　用] 利水滲湿（☞ p.43 水腫証），健脾，安神。
[応　用]
① 尿量減少，浮腫などの水湿停滞証に用いる。冬瓜皮（トウガンの皮），葫芦（ヒョウタン）を配合して煎じて飲用する。
② 脾虚の水湿停滞による泥状便，食欲不振，疲労などの症状があるときに用いる。扁豆（フジマメ），薏苡仁（ヨクイニン：イネ科の薏苡（ハトムギ）の成熟種子），山薬（ヤマイモ），大棗（ナツメ）を配合して煎じて飲食する。あるいは，大棗，卵黄などと配合して食べると効果的である。
③ 老年性のむくみ，尿量減少などに用いる。茯苓を粉末にして，粥に入れて食べる。
④ 動悸，不眠に用いる。豚の心臓に茯苓粉末を入れて蒸す。
※ 茯苓とは，サルノコシカケ科の茯苓菌マツホドの菌核の乾燥品のことである。

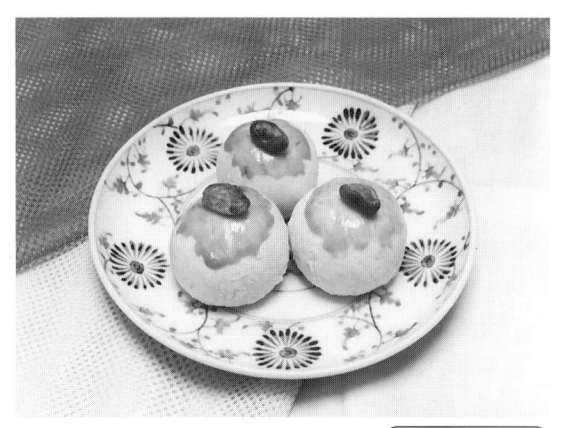

4人分　調理時間 30分

〈材料〉	〈分量〉	〈材料〉	〈分量〉
茯苓（ブクリョウ）	20 g	水	50 ml
強力粉	80 g	なつめ	20 g
薄力粉	80 g	あずきあん	100 g
ラード	60 g	卵黄	1 個
砂糖	30 g	ピスタチオ	4 個

〈作り方〉
① ボールに強力粉と薄力粉とラードを入れ，バラバラになるまですりあわせる。
② ①に砂糖と水を入れ，耳たぶぐらいのやわらかさになるまで練って，冷蔵庫でねかせる。
③ ブクリョウとなつめがやわらかくなるまで煮てつぶして，あずきあんに混ぜる。
④ ②を12個に分け，③を包み，上に卵黄をぬり，ピスタチオをのせ，180℃のオーブンで約15〜20分間焼く。

[栄養価]（1人分）

エネルギー (kcal)	タンパク質 (g)	脂質 (g)	炭水化物 (g)	食物繊維 (g)	食塩相当量 (g)
403.9	8.5	20.1	43.7	2.8	0

[調理のポイント]
パイの生地がやわらかいので，短時間に丸く丸めて，親指で中心に穴を作り，あんをつめる。

75 扁豆（フジマメ）【八宝粥】

食材分類 補益。
性　味 甘, 平。
帰　経 脾, 胃経。
効　用 健脾和中（☞ p.46 脾気虚証, p.46 脾陽虚証），消暑化湿, 止瀉。

応　用
① 脾胃虚弱による食欲不振, 慢性下痢の症状に用いる。単品, あるいは大棗（ナツメ），蓮子（ハスの実），山薬（ヤマイモ）などを配合して作った粥を食べると, 健脾和中, 止瀉効果がある。
② 消暑熱, 利湿効果がある。西瓜皮（スイカの皮），薄荷（ハッカ），緑豆を配合して食べる。
③ 婦人の帯下に用いる。薏苡仁（ヨクイニン：イネ科の薏苡（ハトムギ）の成熟種子）を配合して食べると, 健脾, 利湿, 止帯の効果がある。

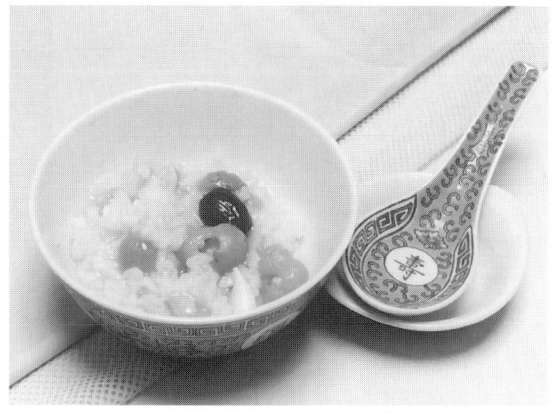

2人分　調理時間 80 分

〈材　料〉

材料	分量	材料	分量
A { 白扁豆(白ふじまめ)	10 g	米	100 g
蓮子(はすの実)	10 g	水	1000 ml
山薬(やまいも)	10 g	はちみつ	20 ml
なつめ	10 g		
百合	10 g		
竜眼肉	10 g		
ぎんなん	10 g		
緑豆(りょくとう)	10 g		

〈作り方〉
① Aの食材は, 水に漬けてもどしておく。
② ①を鍋に入れ, 30分間煮る。
③ 鍋に米を入れて, 水と②を入れて40分間炊く。
④ 食べるときに, はちみつを入れる。

調理のポイント
粥は, 土鍋を用いると, バブリング効果で食材の対流が早く, また保温効果があるので, 省エネルギーで加熱できる。
〈一般的な粥の作り方〉
① 米は1〜2時間前に洗い, ざるにとる。
② 水を入れて, 沸騰するまで強火で, 次は弱火で, 40〜50分間くらい炊く。途中でかき混ぜると, 米の粒がくずれ, 粘りが出るので注意する。

栄養価（1人分）

エネルギー (kcal)	タンパク質 (g)	脂質 (g)	炭水化物 (g)	食物繊維 (g)	食塩相当量 (g)
289.7	6.5	0.9	63.4	3.0	0

76 猪 肉（ブタの肉） 【酢豚】

|食材分類| 補益。
|性　味| 甘，鹹，平。
|帰　経| 肺，脾，肝経。
|効　用| 滋陰潤燥（☞p.42 陰虚証），補血。
|応　用|
① 肝腎陰虚のめまい，目のかすみには，枸杞子（クコの実）を配合して食べる。
② 肺陰虚による乾咳には，百合，杏仁（アンズの種子の乾燥品）を配合して食べる。
③ 体が衰弱してめまいがあるときや，顔色が蒼白，唇の色が淡白，疲労感，動悸などの症状があるときには，竹笋（タケノコ），胡蘿卜（ニンジン）などを配合して炒めて食べてもよい。

猪　腎（ブタの腎臓）

|食材分類| 補益。
|性　味| 鹹，平。
|帰　経| 腎経。
|効　用| 補腎（☞p.47 腎陰虚証，p.47 腎陽虚証）。
|応　用|
① 腎虚による耳鳴り，難聴，腰痛のときに用いる。胡桃仁（クルミ），杜仲を配合して食べる。
② 腎虚による泄瀉に用いる。豚の腎臓と一緒に食べる。

猪　肝（ブタの肝臓）

|食材分類| 補益。
|性　味| 甘，苦，温。
|帰　経| 肝経。
|効　用| 補肝養血（☞p.47 肝血虚証），明目。
|応　用| 肝血虚による目のかすみや，視力減退に用いる。枸杞子を配合して，水で煎じて飲用する。あるいは単品を炒めて，常時食べると，補肝明目の効果もある。

栄養価（1人分）

エネルギー(kcal)	タンパク質(g)	脂質(g)	炭水化物(g)	食物繊維(g)	食塩相当量(g)
256.1	16.0	4.4	39.4	4.1	2.1

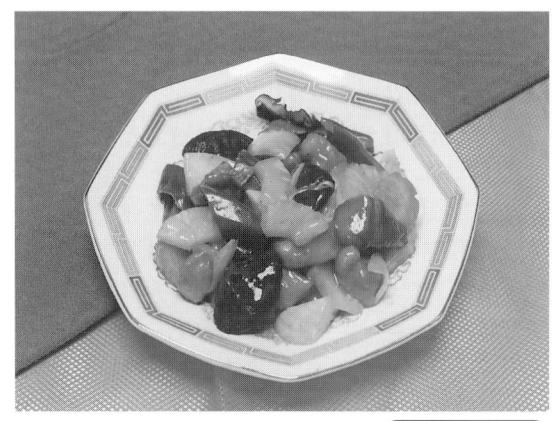

4人分　調理時間 25分

〈材料〉〈分量〉

材料	分量
猪肉（豚もも肉）	200 g
A 酒	10 g
しょうが汁	10 ml
食塩	2 g
B 青ピーマン	100 g
赤ピーマン	100 g
黄ピーマン	100 g
しいたけ(干)	20 g
たまねぎ	100 g
パイナップル(2枚)	80 g
かたくり粉	8 g
C 小麦粉（薄力粉）	30 g
かたくり粉	10 g
鶏卵(1個)	50 g
D 酢	60 ml
砂糖	50 g
鶏スープ(p.105参照)	80 ml
しょうゆ	40 ml
かたくり粉	8 g
油	適量
にんにく	10 g
ねぎ	10 g
ごま油	3 ml

〈作り方〉

① 豚肉は2 cm角に切り，Aで下味をつける。
② Bはすべて3 cm角に切る。
③ パイナップルは1枚を6等分に切る。
④ ①にかたくり粉をまぶし，Cの衣をつけて，中温の油で揚げる。
⑤ ②の野菜類は中温で油通しをする。
⑥ 鍋にDを入れ煮立て，③④⑤を入れ，2～3回鍋返しをし，水溶きかたくり粉でとろみをつける。
⑦ ごま油を⑥にかけて香りをつけ，仕上げる。

調理のポイント

豚肉に含まれるビタミンB_1は，にんにく，ねぎの香り成分の硫化アリルによって体内吸収率が高くなるので，一緒に調理すること。

77 紅花（ベニバナ）【紅花ソースと蘿卜の含め煮】

食材分類 活血祛瘀。
性　味 辛，温。
帰　経 心，肝経。
効　用 活血祛瘀（☞ p.43 血瘀証），通経。
応　用
① 血瘀による月経痛，無月経に用いる。活血通経の効用を利用し，生姜と一緒に煎じ，黒砂糖を加えて飲用すると，鎮痛の効果がある。
② 産後に悪露がいつまでも続き，下腹部がはって痛むときに用いる。米酒で煎じて飲用する。
③ 慢性気管支炎，喘息などに用いる。蘿卜（ダイコン），昆布などを配合し，煮物として常時食べると，活血理気化痰などに効果がある。

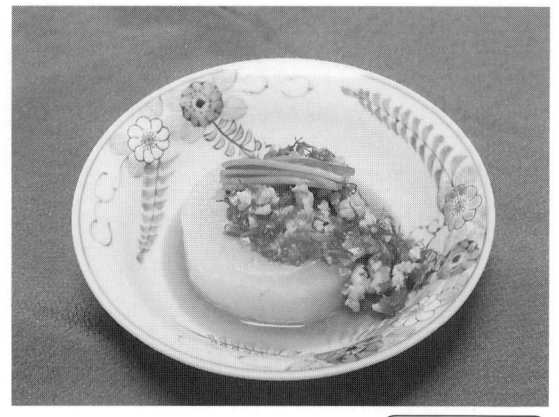

4人分　調理時間 40分

〈材　料〉	〈分　量〉	〈材　料〉	〈分　量〉
紅花	3 g	鶏ひき肉	80 g
蘿卜（だいこん）	400 g	だし汁	100 ml
こんぶ(10 cm角1枚)	10 g	酒	30 ml
たまねぎ	80 g	A 砂糖	10 g
みつば	20 g	しょうゆ	5 ml
油	15 ml	しょうが汁	5 ml
		食塩	2 g

〈作り方〉
① だいこんは4 cm厚さの輪切りにし，皮をむいて，こんぶを敷いた鍋でやわらかく煮る。
② たまねぎはみじんに切る。
③ みつばはゆでて，軸みつばにする。
④ 紅花は洗い，熱湯 30 ml に漬けてもどしておく。
⑤ 鍋に油を熱し，鶏ひき肉と②を入れて炒め，だし汁と酒とAを入れて加熱し，④を入れる。
⑥ ①のだいこんを器に盛り，⑤のソースをかけて，③を添える。

栄養価（1人分）

エネルギー (kcal)	タンパク質 (g)	脂質 (g)	炭水化物 (g)	食物繊維 (g)	食塩相当量 (g)
116.4	5.3	6.0	10.5	2.5	0.9

調理のポイント
だいこんの輪切りは，面取りして，裏に十文字の隠し包丁を入れて，竹串が通るくらいにゆでる。

78 菠 菜(ホウレンソウ) 【菠菜の芝麻和え】

[食材分類] その他。
[性 味] 甘,涼。
[帰 経] 大腸,胃,肝経。
[効 用] 潤燥通便(☞ p.43 津液不足証),養肝明目,清熱止渇。
[応 用]
① 便秘に用いる。老人,長患いの者の便秘には,ゆでて麻油(ゴマ油)を入れて常時食べると,通便作用がある。
② 肝熱,肝虚によるめまい,目がかすむなどの症状には,豚の肝臓を配合してスープを作って食べる。
③ 胃熱による口渇,消渇(糖尿病)に用いる。番茄(トマト),黄豆芽(マメモヤシ)を配合して食べると,食欲を増進し,止渇効果がある。

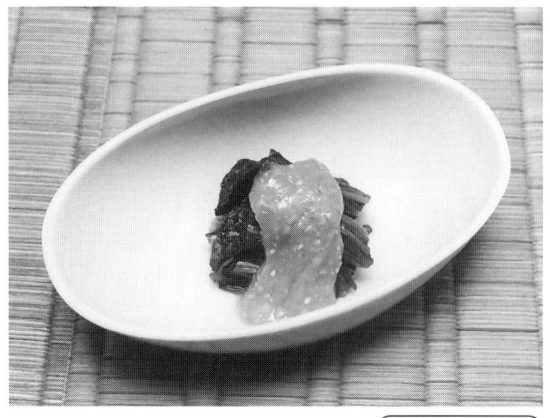

4人分　調理時間 5分

〈材　料〉	〈分　量〉	〈材　料〉	〈分　量〉
菠菜(ほうれんそう)	250 g	だし汁	30 ml
食塩(1％食塩水用)	適量	A しょうゆ	16 ml
白芝麻(白ごま)	20 g	砂糖	10 g

〈作り方〉
① ほうれんそうは1％の食塩入り熱湯でゆでて,冷水に漬けて冷ます。
② 白ごまは煎って,すり鉢でよくする。
③ ②にAを入れる。
④ ①を4〜5cmに切り,皿に盛り,③をかける。

[調理のポイント]
ほうれんそうは,1％の食塩入り熱湯でゆでて,冷水に冷ます。長く束ねて持ち,しょうゆを上から下へかけて軽くしぼると青くさみがとれる。

[栄養価] (1人分)

エネルギー(kcal)	タンパク質(g)	脂質(g)	炭水化物(g)	食物繊維(g)	食塩相当量(g)
53.9	2.7	2.9	5.8	2.3	0.7

79 海 帯（マコンブ）　【さばの海帯巻】

|食材分類| 化痰。
|性　味| 鹹，寒。
|帰　経| 肝，胃，腎経。
|効　用| 消痰軟堅（☞p.43 痰証），利尿消腫。
|応　用| ① 軟堅散結効果がある。単品で細く切って，長期間食べる。あるいは，薬酒として毎日飲むと，効果がある。
② 水腫に用いる。水腫には，薏苡仁（ヨクイニン：イネ科の薏苡（ハトムギ）の成熟種子）を配合して卵を入れ，常時食べると，利尿消腫，強心活血効果がある。

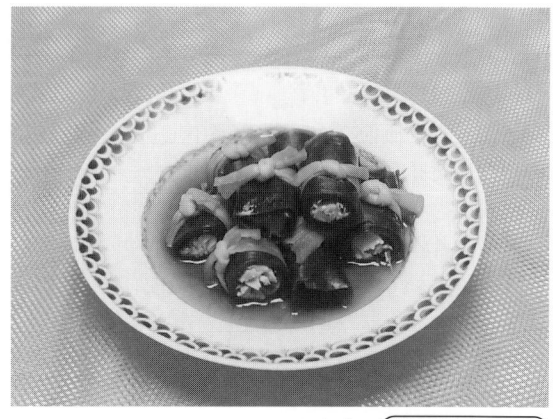

4人分　調理時間 60分

〈材　料〉　〈分　量〉
海帯（まこんぶ）（巾8cm×長さ16cm）　8本
さば（切り身）（巾2cm×長さ8cm）　8本
かんぴょう　2本

〈材　料〉　〈分　量〉
A ｛ だし汁　350 ml
　　酒　50 ml
　　砂糖　15 g
　　みりん　15 ml
　　しょうゆ　25 ml
　　酢　10 ml

〈作り方〉
① まこんぶは水に浸漬して膨潤させる。
② さばは，3枚におろしたものを縦長に切る。
③ かんぴょうは塩もみして水洗いし，5～6分間ゆでる。
④ さばをまこんぶで巻き，かんぴょうで2～3か所結ぶ。
⑤ Aを入れた鍋に④を入れて，弱火でことこと1時間煮る。

調理のポイント
砂を拭いたこんぶを酢水（水200 ml・酢10 ml）につけてもどす。
酢はこんぶをやわらかくするが，出来上がった料理に酢の味は適さないため，少量入れて煮る。

栄養価（1人分）

エネルギー(kcal)	タンパク質(g)	脂質(g)	炭水化物(g)	食物繊維(g)	食塩相当量(g)
138.6	10.1	5.2	16.0	1.8	1.3

80 松　子（マツの実）【松子入り五彩炒め】

|食材分類| 補益。
|性　味| 甘，微温。
|帰　経| 肺，大腸経。
|効　用| 補虚潤肺（☞ p.45 肺陰虚証），潤腸便通。
|応　用| ① 肝腎両虚によるめまい，白髪，老化などの症状に用いる。黒芝麻（黒ゴマ）と一緒に炒めて，砂糖を適量入れ，毎日1回服用することで，肝腎虚に対して補う効果がある。
② 肺燥咳嗽に用いる。胡桃仁（クルミ）を配合し，粉にして，川貝母（センバイモ：ユリ科の川貝母の鱗茎），蜂蜜を入れて蒸して，1日2回飲む。燥咳には潤肺効果による止咳ができる。
③ 便秘に用いる。潤腸効果があるので，粥として常時食べると，通便作用がある。

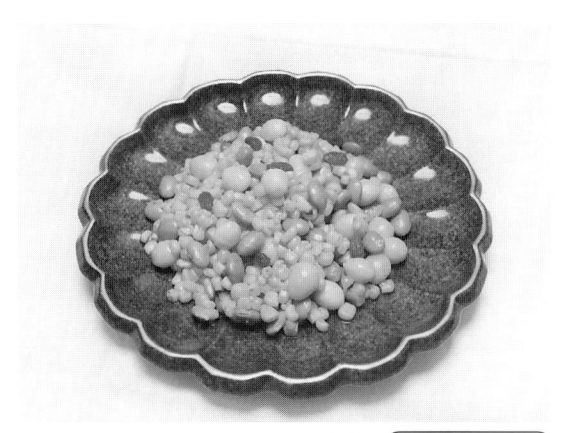

4人分　調理時間 15 分

〈材 料〉

材料	分量	材料	分量
松子（まつの実）	20 g	食塩	2 g
とうもろこし	150 g	こしょう	少量
えだまめ	40 g	砂糖	10 g
枸杞子（くこの実）	20 g	紹興酒	15 ml
紹興酒	15 ml	サニーレタス	4 枚
ぎんなん	40 g		

〈作り方〉
① とうもろこしは芯をとり，えだまめもサッとゆでて，さやから出す。
② くこの実は紹興酒でもどし，ぎんなんはゆでておく。
③ まつの実をきつね色に炒め，①②を入れて，塩，こしょう，砂糖，紹興酒で味を調える。
④ 皿にサニーレタスを敷き，③を上に盛る。

〈調理の応用〉
　まつの実は160℃のオーブンで焼いたり，油できつね色に揚げたり，フライパンで煎って，スープや煮物に入れて煮込むと，こくが出る。

|栄養価|（1人分）

エネルギー (kcal)	タンパク質 (g)	脂質 (g)	炭水化物 (g)	食物繊維 (g)	食塩相当量 (g)
146.4	5.3	4.7	20.2	3.9	0.7

81 糯米（モチ米）【富貴寄せおこわ】

[食材分類] 補益。
[性　味] 甘，温。
[帰　経] 脾，胃，肺経。
[効　用] 補血脾胃（☞ p.48 肺脾気虚証），補肺気。
[応　用]
① 脾胃虚弱による泄瀉に用いる。糯米を豚の胃袋に入れて蒸す。あるいは糯米に山薬（ヤマイモ）を配合したり，粉末に砂糖，胡椒を加えて飲用する。
② 長患いによる食欲不振や，疲労などの症状に用いる。
③ 肺気虚による自汗に用いる。豚肉を配合して一緒に煮る。

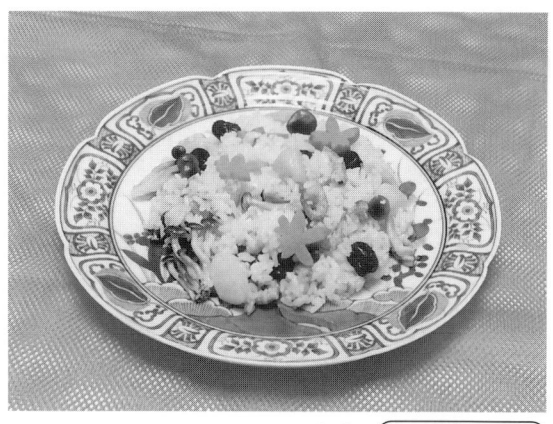

4人分　調理時間 30分

〈材　料〉	〈分　量〉	〈材　料〉	〈分　量〉
糯米（もち米）	320 g	にんじん	100 g
粳米（うるち米）	160 g	しめじ	100 g
こんぶの水だし	660 g	くり	80 g
貝柱	60 g	ぎんなん(12個)	40 g
干しえび	30 g	A 食塩	4 g
酒	10 g	酒	15 g
なつめ(8個)	40 g	うすくちしょうゆ	15 g

〈作り方〉
① もち米とうるち米は合わせて洗い，こんぶの水だしに漬け込んでおく。
② 貝柱は1cm角に切る。干しえびは酒をかけて，なつめは水に浸漬しておく。にんじんは花型にむき，残りを1～2cmのせん切りにする。しめじは子房に分け，くりは皮をむいておく。
③ 鍋に①②とAを入れて炊く。
④ ③を器に盛り，ゆでたぎんなんと花型にんじんを上に散らす。

調理のポイント

もち米とうるち米を混ぜて炊く場合の基本的な水量は，重量で（もち米×1.0＋うるち米×1.4）となる。

味つけ飯を炊く場合，食塩やしょうゆなど調味液を加えると，米の吸水を抑制するので，米が十分吸水できず，芯ができやすくなる。炊く直前に調味はすること。

栄養価（1人分）

エネルギー(kcal)	タンパク質(g)	脂質(g)	炭水化物(g)	食物繊維(g)	食塩相当量(g)
559.6	21.0	2.0	110.3	4.2	1.9

82 山 薬（ヤマイモ）　【山薬の酢の物】

食材分類 補益。
性　味 甘，平。
帰　経 肺，脾，腎経。
効　用 補脾益肺（☞ p.48 肺脾気虚証），益腎渋精縮尿。

応　用
① 脾虚による泥状便，むくみに用いる。白扁豆（白フジマメ），薏苡仁（ヨクイニン：イネ科の薏苡（ハトムギ）の成熟種子）を配合して，水で煎じて飲用すると，健脾利湿の効能を強める。
② 脾胃虚弱による食欲がないとき，糯米（モチ米）を配合して粥を作る。常時食べると，脾胃を補う効能により，食欲を促進することができる。このほか，山薬を生で調理して食べると，補脾健胃の効果もある。
③ 肺虚久咳に用いる。百合を配合して水で煎じて飲用すると，潤肺止咳の効果がある。
④ 腎虚による遺精，頻尿に用いる。大棗（ナツメ），芡実（ケンジツ：スイレン科の芡の成熟種子の仁），蓮子（ハスの実）を配合すると，補腎による渋精縮尿の効果がある。
⑤ 肝腎両虚による目のかすみ，めまいに用いる。枸杞子（クコの実）と一緒に煮ると，滋補肝腎，益精明目の効果がある。

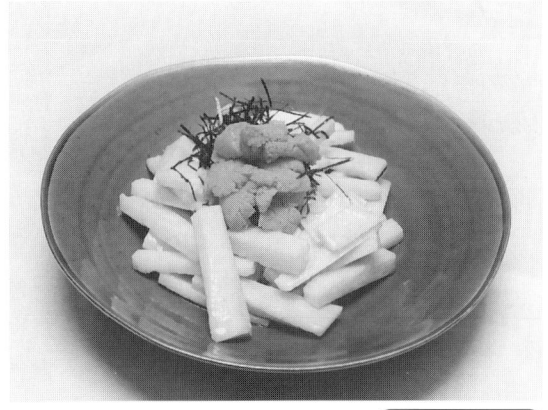

4人分　調理時間 15 分

〈材　料〉	〈分　量〉	〈材　料〉	〈分　量〉
山薬（やまいも）	250 g	A 酢	30 ml
酢	30 ml	みりん	30 ml
生うに	30 g	淡口しょうゆ	30 ml
切りのり	1/4 枚	こんぶ（3 cm 角）	1 枚
わさび	少量		

〈作り方〉
① やまいもは皮をむき，せん切りにする。
② ①を酢水でさっと洗う。
③ ボールにAを合わせて，②を入れて和える。
④ 器に盛り，生うに，切りのり，わさびを天盛りする。

〈調理の応用〉
なつめや，はすの実を水に浸漬して膨潤させ，やわらかく煮て，ミキサーにかけて和え酢とまぜる。

栄 養 価（1人分）

エネルギー (kcal)	タンパク質 (g)	脂質 (g)	炭水化物 (g)	食物繊維 (g)	食塩相当量 (g)
77.7	3.3	0.6	13.9	1.0	1.3

調理のポイント

やまいもに含まれる消化酵素であるジアスターゼは加熱に弱いため，生食するのが一番好ましい。粘りの多いやまいもは，すりおろして使用する。

83 百 合（ユリ）　【百合の甘煮】

- **食材分類** 補益。
- **性　味** 甘，苦，涼。
- **帰　経** 心，肺経。
- **効　用** 潤肺止咳（☞ p.45 肺陰虚証），寧心安神。
- **応　用**
  ① 乾咳，慢性咳嗽に用いる。芦笋（アスパラガス）を配合して炒めて食べると，潤肺止咳，清心安神の効果がある。
  ② 病後衰弱による動悸，不眠のときに用いる。卵，氷砂糖を配合して蒸して常時食べると補腎安神の効果がある。
  ③ 心陰虚による煩躁（イライラするとき）に用いる。蓮子（ハスの実）を配合して，煎服する。

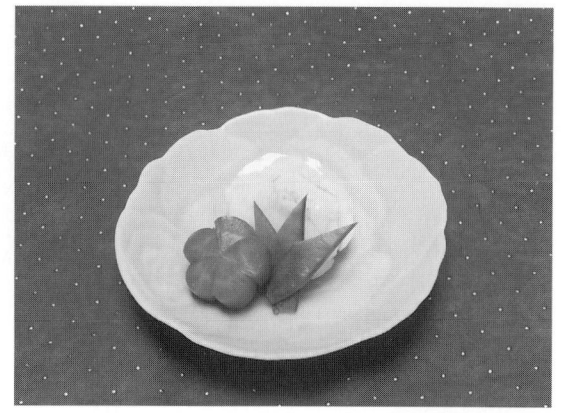

4人分　調理時間 20 分

〈材料〉　〈分量〉
- 百合（4個）　200 g
- 京にんじん　100 g
- アスパラガス　8本
- 食塩（1％食塩水用）　適量

A {
- 砂糖　70 g
- 食塩　1 g
- だし汁　300 ml
}

B {
- だし汁　200 ml
- みりん　20 ml
- 淡口しょうゆ　20 ml
}

〈作り方〉
① 百合は，ボタンの花の飾り切りにする。
② 京にんじんは，ねじり梅に切る。
③ アスパラガスは，1％食塩入りの沸騰水でゆでる。
④ 鍋に①②を入れ，Aを入れて弱火でことこと煮る。
⑤ 別の鍋にBを合わせて一度沸騰させて，③を漬けこむ。
⑥ 器に，④⑤を盛る。

栄養価（全）

エネルギー (kcal)	タンパク質 (g)	脂質 (g)	炭水化物 (g)	食物繊維 (g)	食塩相当量 (g)
658.8	14.6	0.7	153.1	17.1	4.3

調理のポイント

百合根を球形のまま，または一片ずつはがしたものを含め煮するとき，煮くずれしやすいので，ガーゼを上にのせて弱火で加熱する。

84 薏苡仁（ヨクイニン） 【薏苡仁粥】

食材分類 利水滲湿。
性味 淡，微寒。
帰経 脾，肺経。
効用 利水，滲湿，健胃（☞ p.46 脾気虚証）。
応用
① 水腫に用いる。脾虚のとき，茯苓（ブクリョウ：サルノコシカケ科の茯苓菌マツホドの菌核の乾燥品）と配合して食べると健脾利尿作用がある。
② 脾虚による下痢のときに用いる。健脾理湿効用をもつ山薬（ヤマイモ），扁豆（フジマメ）などを配合して煮物にして食べると，下痢止めの効果がある。
※ 薏苡仁とは，イネ科の薏苡（ハトムギ）の成熟種子のことである。

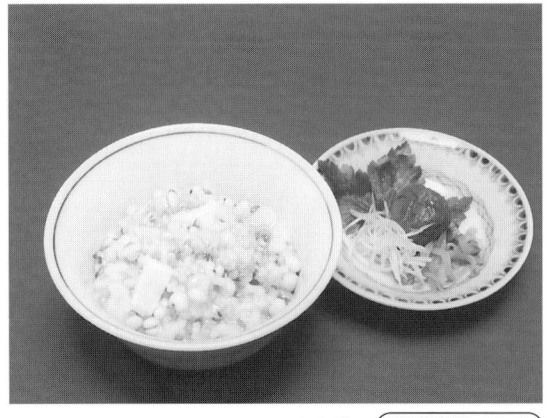

4人分　調理時間 60 分

〈材　料〉	〈分　量〉	〈材　料〉	〈分　量〉
薏苡仁（ヨクイニン）	60 g	水	2000 ml
米	70 g	梅干し	5 個
赤米	30 g	白ねぎ（10 cm）	25 g
さつまいも	120 g	ザーサイ	20 g

〈作り方〉
① 米，赤米，ヨクイニンは洗って，30分間浸漬させる。
② さつまいもは2 cm角に切り，水にさらす。
③ 鍋に分量の水と①を入れて，沸騰するまで強火で，さらに弱火で40分間加熱する。
④ ③を20分間加熱したら，②を加えてさらに20分間加熱する。
⑤ ④を器に盛り，梅干し，白ねぎ，ザーサイを添える。

調理のポイント

粥を作るときは，土鍋のような熱容量の大きい鍋がよい。沸騰までは強火，沸騰後は米がおどらない程度の弱火にする。炊くとき，ふたを開けたり混ぜたりすると，粘りが出て焦げやすい。粥の食べごろの温度は60〜70℃。時間をおいたり，温め直すとまずくなる。

栄養価（1人分）

エネルギー (kcal)	タンパク質 (g)	脂質 (g)	炭水化物 (g)	食物繊維 (g)	食塩相当量 (g)
196.9	4.5	0.7	42.4	1.8	1.6

85 荔枝 (ライチ) 【荔枝とココナッツミルク汁粉】

|食材分類| 補益。
|性　味| 甘，酸，微温。
|帰　経| 脾，胃，肺経。
|効　用| 生津止渇（☞ p.43 津液不足証），補脾益血。
|応　用|
① 胃陰虚による煩渇，吃逆に用いる。口渇，舌色が赤い，吃逆などの症状に対して新鮮な荔枝を食べる，あるいはスープとして飲むと，止渇効果がある。
② 体質虚弱，産後に用いる。気血を補う効用を利用し，乾燥荔枝に大棗（ナツメ）を配合し，粥を作って食べると効果があるといわれている。
③ 胃寒による胃疼痛に用いる。新鮮な荔枝を黄酒（p.85 参照）で煎じて飲用すると，和胃止痛効果がある。あるいは，暑いときにはココナッツミルクと配合して食べる。

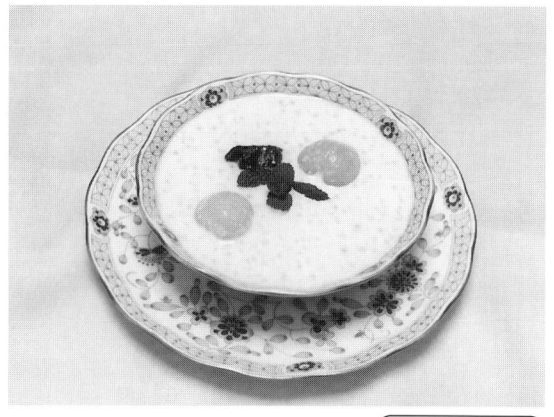

4人分　調理時間 20分

〈材料〉	〈分量〉	〈材料〉	〈分量〉
荔枝（ライチ）	12個	牛乳	300 g
タピオカでん粉（小丸）	80 g	砂糖	40 g
ココナッツミルク	100 g	あずきあん	80 g

〈作り方〉
① ライチは冷やして皮をむく。
② タピオカは水に浸してから熱湯に入れ，弱火で煮る。
③ ボールにココナッツミルク，牛乳，砂糖を合わせて冷やしておく。
④ ガラス器に①とあずきあんを盛り，②を入れ，③を注ぐ。

その他の薬膳【荔枝と白玉団子の黒蜜汁粉】

〈材料〉	〈分量〉	〈材料〉	〈分量〉
荔枝（ライチ）	8個	白玉粉	50 g
黒砂糖	100 g	水	50 ml
水	150 ml		

〈作り方〉
① 鍋に黒砂糖と水を入れて加熱し，黒蜜を作る。
② 白玉粉に水を入れ耳たぶのやわらかさに練り，一口大の団子を作り，ゆでる。
③ 皮をむいたライチと②に，①をかける。

栄養価（1人分）

エネルギー (kcal)	タンパク質 (g)	脂質 (g)	炭水化物 (g)	食物繊維 (g)	食塩相当量 (g)
274.7	4.7	3.1	59.0	2.1	0

86 花　生(ラッカセイ)　【花生といりこの冷汁】

食材分類　その他。
性　味　甘，平。
帰　経　脾，肺経。
効　用　潤肺止咳（☞ p.45 肺陰虚証，p.45 燥邪犯肺証），健脾和胃。
応　用
① 喘息，咳に用いる。桑叶（クワの葉），氷砂糖を配合して，煎じて飲用する。
② 肺燥による乾咳に杏仁（アンズの種子の乾燥品）を配合し，粉末にして飲食する。
③ 脾虚による食欲がないとき，だるくて浮腫などのときに用いる。単品，または赤小豆（アズキ）を配合して水で煎じて飲用する。

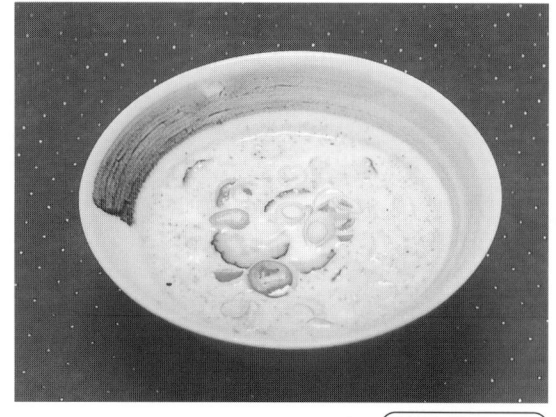

4人分　調理時間 15分

〈材　料〉	〈分　量〉	〈材　料〉	〈分　量〉
花生(らっかせい)	30 g	豆乳	300 ml
いりこ	40 g	牛乳	300 ml
白ごま	30 g	きゅうり(1本)	100 g
豆腐(1/2丁)	150 g	食塩(3％食塩水用)	適量
みそ	60 g	ねぎ	30 g

〈作り方〉
① いりこをフライパンで炒って，頭と腹わたを取り除き，ミキサーにかけて粉末にする。
② 白ごまと皮をむいたらっかせいは，ミキサーにかけて粉にする。
③ 豆腐は水切りしておく。
④ みそに①②を入れ，混ぜ合わせる。
⑤ ④の中に豆乳と牛乳を少しずつ入れ，のばしながら混ぜ合わせる。
⑥ きゅうりは輪切りにして，3％の食塩水につけ，水分を除く。
⑦ ③を，手で握りつぶす。
⑧ ⑤の中に⑥⑦を入れ，小口切りのねぎを添えて仕上げる。

〈調理の応用〉
　らっかせいは，掘りたてのものは水分を多く含み，そのままゆでて食べるとおいしい。また，すりつぶして，和え衣に用いると，香りもよくコクが出て，減塩でおいしく食べることができる。

栄養価（1人分）

エネルギー(kcal)	タンパク質(g)	脂質(g)	炭水化物(g)	食物繊維(g)	食塩相当量(g)
266.1	18.8	14.4	16.5	3.1	1.4

87 竜眼肉（リュウガンニク）　【竜眼肉入り八宝茶】

- 食材分類　補益。
- 性　味　甘, 温。
- 帰　経　心, 脾経。
- 効　用　益心脾（☞ p.48 心脾両虚証），補気血, 安神。
- 応　用
  ① 気血両虚による動悸, 健忘, 不眠, 多夢などの症状のときに用いる。単品で砂糖を加え, 溶けるまで蒸す。毎日朝夜1回ずつ飲食すると, 気血を補う効果がある。
  ② 脾虚による下痢に用いる。生姜を配合して水で煎じて飲用すると, 心脾を補う効果がある。
  ③ 産後のむくみ, だるさなどの症状には, 大棗（ナツメ）を配合して煎じ, 黒砂糖を加えて一緒に食べると効果があるといわれている。
  ④ 貧血, 腰腿痛に用いる。何首烏（カシュウ：タデ科の何首烏の塊状根）, 紅花を配合して, 酒に1か月漬け, 毎晩食後に15～30 ml 飲むと, 補血活血, 通絡止痛効果がある。

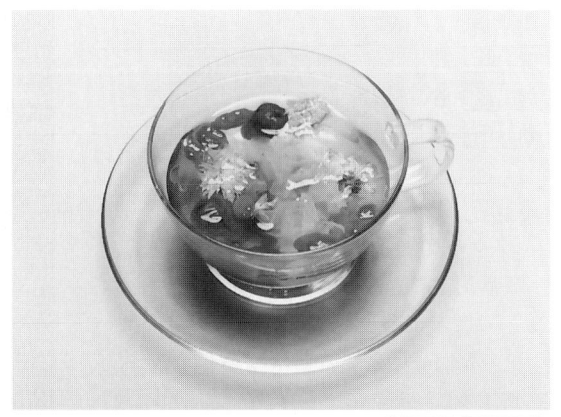

4人分　調理時間 3分

〈材料〉	〈分量〉	〈材料〉	〈分量〉
竜眼肉（りゅうがんにく）	4個	白きくらげ	1 g
緑茶	3 g	洛神花（ハイビスカス）	2 g
なつめ	12個	莫大（バクダイ）	4個
くこの実	20粒	氷砂糖	4個
菊花	8個		

〈作り方〉
① ふたつきの椀に全ての材料を入れ, 熱湯を注ぐ。
② ふたをして2～3分間蒸らす。
③ 茶葉が開いて全体がふっくらすると, 飲みごろ。3～4回, 熱湯を注ぎ, 飲用する。
※ 八宝茶は, 1人1回分約30 g とする。

栄養価（1人分）

エネルギー(kcal)	タンパク質(g)	脂質(g)	炭水化物(g)	食物繊維(g)	食塩相当量(g)
21.2	0.4	0.2	5.2	1.2	0

調理のポイント

八宝はたくさんの意味。茶は緑茶のみでなく, 龍井茶, 紅茶, ジャスミン茶でもよい。蓮子（はすの実）, 橘皮（みかんの皮）, くるみ, レーズン, ローズ・ヒップなど, 茶の中身も好みでブレンドして楽しむことができる。

88 緑 豆 (リョクトウ) 【緑豆と薏苡仁のお焼き】

食材分類	清熱。
性 味	甘, 涼。
帰 経	心, 胃経。
効 用	清熱解暑 (☞ p.41 熱証), 解毒, 利尿。

応 用
① 夏の暑熱による口渇, 尿量減少などの症状に用いる。単品でスープを作り, 冷やして飲食する。
② 白菜を配合して煎じて, 飲用する。清熱解毒, 消腫効果がある。
③ 水腫に用いる。薏苡仁 (ヨクイニン:イネ科の薏苡 (ハトムギ) の成熟種子) を配合してスープを作り飲食すると, 尿量が増加する。

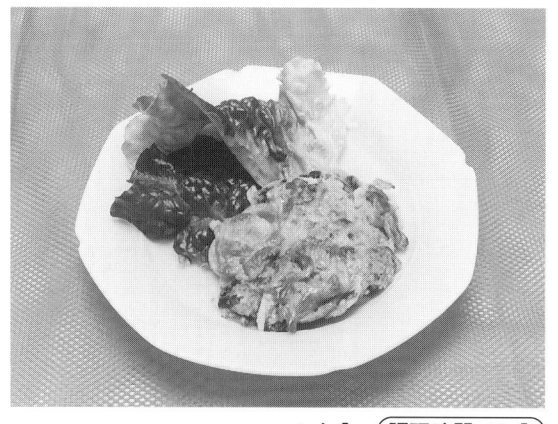

4人分　調理時間 25 分

<材料>

材 料	分 量	材 料	分 量
緑豆(りょくとう)	50 g	白菜キムチ	100 g
薏苡仁(ヨクイニン)	50 g	もやし	100 g
水	200 ml	A オクラ	60 g
小麦粉	100 g	ちりめんじゃこ	40 g
豚肉	80 g	ごま	20 g
しょうが汁	15 ml	ごま油	15 ml
酒	15 ml	さくらえび	10 g
		ウスターソース	適量

<作り方>
① りょくとう, ヨクイニンは水に浸漬し, 膨潤させる。
② 皮をむいた①に水を入れて, ミキサーにかけて, 小麦粉と合わせる。
③ Aの白菜キムチ, もやしは3cmに切り, オクラは輪切りにする。
④ 豚肉にしょうが汁, 酒をかける。
⑤ ②にAを入れて混ぜる。
⑥ フライパンにごま油を入れ, ④をのせて焼き, 上に⑤をのせて両面焼く。飾りにさくらえびをのせる。
⑦ 好みで, ウスターソースを添える。

<調理の応用>【緑豆芽 (りょくとうもやし)】
りょくとうはもやしの原料になる。
りょくとうを水に6～8時間浸漬し, 膨潤させる。水を切るためにざるに入れ, ラップをかけて温室状態にする。5日間ぐらいで収穫するが, 1～2回, 水洗いすることが重要である。

栄養価 (1人分)

エネルギー (kcal)	タンパク質 (g)	脂質 (g)	炭水化物 (g)	食物繊維 (g)	食塩相当量 (g)
293.8	14.7	11.3	31.4	4.9	1.1

89 苹 果(リンゴ) 【ベークド苹果】

|食材分類| 補益。
|性　味| 甘，微酸，涼。
|帰　経| 脾，胃経。
|効　用| 健脾益胃（☞ p.46 脾気虚証），清熱除煩，生津止渇。
|応　用|
① 病後衰弱，食欲不振に用いる。細かく切った苹果を茶と一緒に煮る。あるいは，苹果の芯を抜き，中に砂糖，バターを詰めて食べる。病後による食欲不振には，食欲を促進することができる。
② 妊娠時のつわりに用いる。苹果の皮を黄色になるまで炒めて，米を配合して煮て，茶の代わりに飲む。
③ 胃熱による口渇に用いる。苹果汁を毎日2～3回飲むと，生津止渇効果がある。

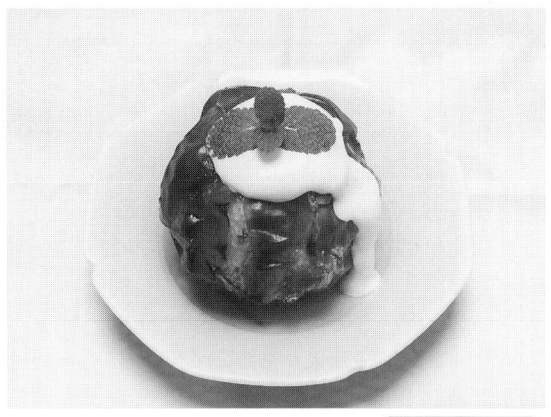

4人分　調理時間 30 分

〈材料〉	〈分量〉	〈材料〉	〈分量〉
苹果(紅玉りんご)(4個)	1000 g	砂糖	40 g
白飯	60 g	シナモン	12 g
白ワイン	30 ml	生クリーム	30 ml
バター	20 g	ペパーミントの葉	4 枚

〈作り方〉
① りんごは，底を抜かないように芯を抜き，皮にフォークで穴をあける。
② 白飯と白ワインを混ぜて，細かく切る。
③ ボールに②とバター，砂糖，シナモンを入れて混ぜて，①に詰める。
④ 天板に少量の水を入れて③を並べ，180℃のオーブンで約20分間焼く。
⑤ 熱いうちに生クリームをホイップして飾り，ペパーミントの葉を添える。

〈おいしいりんご〉
　へたの周辺に亀裂が入ったものは完熟して甘い。形がよく，見た感じより重いもの，そして蜜が出ているものは甘味が強い。

|その他の薬膳|【苹果コンポート】

〈材料〉	〈分量〉	〈材料〉	〈分量〉
苹果(りんご)	2 個	シナモン	5 g
水	200 ml	なつめ	8 個
砂糖	100 g	かたくり粉	3 g

〈作り方〉
① りんごは縦に六つ割りして，芯と皮を取る。
② 鍋に水，砂糖，シナモンを入れて煮立て，①となつめを入れて煮る。
③ ②の煮汁に水溶きかたくり粉を入れ，とろみをつける。

|栄養価| （1人分）

エネルギー (kcal)	タンパク質 (g)	脂質 (g)	炭水化物 (g)	食物繊維 (g)	食塩相当量 (g)
257.7	1.1	7.8	47.5	3.1	0.1

90 藕（レンコン）　【糯米入り香藕】

食材分類	清熱あるいは止血。
性　味	甘，寒。
帰　経	肺，胃，大腸経。
効　用	清熱潤肺（☞ p.45 肺陰虚証），涼血止血，健脾止瀉。
応　用	① 肺熱による咳嗽，痰血などの症状に適する。新鮮な藕をしぼり，汁を飲めば，潤肺化痰，涼血止血効果がある。 ② 下痢に用いる。藕の節部を黒く炒め，煎じて飲用すると，止血効果がある。 ③ 食欲不振に用いる。大棗（ナツメ）と一緒に煮て，あるいは，鶏ひき肉などと一緒にスープを作って食べると，健脾，食欲増進の効果がある。

蓮　子（ハスの実）

食材分類	収斂。
性　味	甘，渋，平。
帰　経	脾，腎，心経。
効　用	補益脾胃（☞ p.46 脾気虚証），渋腸固精，養心安神。
応　用	脾胃虚弱による食欲不振，下痢に用いる。茯苓（ブクリョウ：サルノコシカケ科の茯苓菌マツホドの菌核の乾燥品），薏苡仁（ヨクイニン：イネ科の薏苡（ハトムギ）の成熟種子）など健脾作用がある食材と煎じて飲用すると，脾胃を補う効果がある。

荷　葉（ハスの葉）

食材分類	清熱。
性　味	苦，渋，平。
帰　経	心，肝，脾経。
効　用	清暑利湿（☞ p.41 熱証），止血。
応　用	夏期の暑熱を取る効果がある。清暑熱，利湿作用を利用し，夏に口渇，尿が濃いなどの症状があるとき，米の上に新鮮な荷葉を置いてご飯を炊いて食べる。

栄養価（1人分）

エネルギー (kcal)	タンパク質 (g)	脂質 (g)	炭水化物 (g)	食物繊維 (g)	食塩相当量 (g)
229.1	2.1	0.4	56.3	2.2	0

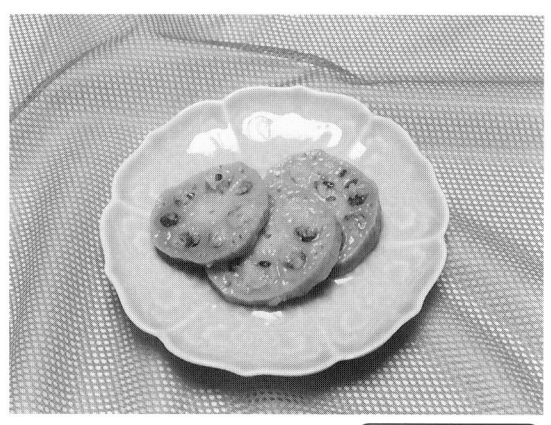

4人分　調理時間 1時間

〈材　料〉	〈分　量〉	〈材　料〉	〈分　量〉
藕（れんこん）	200 g	氷砂糖	130 g
糯米（もち米）(水に浸漬したもの)	50 g	桂花（きんもくせいの花）	5 g
なつめ	12個	グレナデンシロップ	15 g

〈作り方〉

① れんこんは皮をむき，ゆでる。
② もち米は 3〜4 時間水に浸漬し，水気をきり約 30 分間蒸す。
③ れんこんの穴にもち米をつめて，40 分間蒸す。
④ 鍋に③となつめ，氷砂糖，水を入れて煮る。
⑤ れんこんが煮えたら取り出し，きんもくせいの花と色づけにグレナデンシロップを入れ，輪切りにして盛り付けて，なつめを横に添える。

〈調理の応用〉【桂花のシロップ】

鍋にきんもくせいの花，氷砂糖，はちみつ，水を入れて煮つめて，桂花陳酒を入れる。（砂糖：水＝ 1：2 の割合）

調理のポイント

もち米は，うるち米とでん粉の性質が異なるため，水を吸収させて調理する。でん粉の糊化には，水分が必要であるため，もち米は約 3 時間（約 40％吸水）水に漬ける。

❖ 薬膳食材の分類 ❖

1. **解表の食材**
　表証を取り除く効能をもつ食材は性味が涼性，辛味に属しているものが多い。特に，辛味は発散の性質をもち，肌表にある外邪を発散させ，汗を出させる。悪寒，発熱，頭痛，身体の疼痛，無汗のときに使用する。

2. **清熱の食材**
　清熱の食材は，性が寒・涼性に属しているものが多く，清熱，瀉火，解毒などの効能をもつ食材である。特に，清熱の食材は，脾胃を損傷しやすいので健脾の食材を配合する。

3. **利水滲湿の食材**
　利尿によって体内に貯留した水液を排出させる食材で，性味は淡味に属しているものが多い。尿量を増加し，体内に貯えた水液を小便により，除去することができる。

4. **温裏の食材**
　温裏の食材の性味は，温・熱性で辛味に属しているものが多い。中焦を温め，脾胃を運化させ，寒を除き，痛みを止める作用がある。寒邪が体内に侵入して腹部の疼痛・嘔吐・下痢などのとき，また陽気が衰弱して悪寒・四肢の冷えるときに使用する。

5. **理気の食材**
　理気の食材は気をめぐらせる作用があり，性味は温性で辛味や苦味に属しているものが多い。また行散，泄降作用がある。

6. **活血祛瘀の食材**
　活血祛瘀の食材の性味は，温性で辛味に属しているものが多い。血行を促進させ，瘀血を消散させる作用があり，血瘀証で疼痛，身体の外部・内部に腫塊があるときや，内出血，出血，暗紫色の血塊があるときに使用する。

7. **化痰の食材**
　祛痰の作用があり，痰を消除する食材。性味が温性に属する食材は温肺祛寒，燥湿化痰の効果があり，涼性の食材は清熱化痰作用がある。

8. **止咳平喘の食材**
　咳嗽と喘息を軽減したり，またそれを止める作用がある食材。特に，性味では苦味に属しているものが多い。

9. **平肝熄風の食材**
　風は外風，内風があり，外風は疏散し，内風は平熄する。食材では，帰経で肝に入って内風を止めて，肝陽を降ろす鎮静作用のある食材。

10. **補益の食材**
　人体の気・血・陰陽を補充する食材。特に，気を補う食材は帰経で，脾，肺，腎に入る食材が多い。体質を増強したり，病気への抵抗力を高めて，虚弱を改善する作用がある。

11. **収斂の食材**
　収斂の食材は，性味で酸味のある食材が多く，固渋の効能もあり，止汗，止瀉の作用がある。

12. **消食の食材**
　消食の食材は帰経で脾胃に入るもの，性味では甘味に属しているものが多い。食物の停滞を消化させたり，開胃和中の作用や脾の運化機能を強める作用がある。特に，食物の停滞による腹満，腹痛，嘔吐，便秘，下痢のときに使用する。

文　献

1) 史兰华等編：中国伝統医学史，科学出版社，1991
2) 叶显純：中薬学（上・下），上海中医学院出版社，1988
3) 彭銘泉編著：中国薬膳大全，四川科学技術出版社，1986
4) 彭銘泉主編：中国薬膳学，人民衛生出版社，1985
5) 楊永良主編：中医食療学，中国医薬科学技術出版社，1992
6) 秦明珠編：中医食療学，東南大学出版社，1996
7) 施杞主編：中国食療大全，上海科学技術出版社，1996
8) 朱文鋒：中医診断学，上海科学技術出版社，1995
9) 王新華：中医学基礎理論，上海科学技術出版社，1995
10) 程士德主編：内経逆叉，上海科学技術出版社，1983
11) 南京中医学院教研組編著：黄帝内経素問（上・中・下巻），東洋学術出版社，1991,1992,1993
12) 馬繼興主編：神農本草経輯注，人民衛生出版社，1995
13) 王省悦主編：中国薬膳大辞典，大連出版社，1992
14) 張力群，并祥祖：中国民族薬膳食大全，山西科学技術出版社，1994
15) 孫思邈：備急千金要方，人民衛生出版社，1995
16) 忽思慧（訳者大世琳）：飲膳正要，八坂書店，1993
17) 李時珍（原著者）：國譯本草，春陽堂蔵版，1929
18) 張恩勤：中医基礎理論（上・下），上海中医薬大学出版社，1990
19) 菅原龍幸，井上四郎編集：新訂　原色食品図鑑，建帛社，2001
20) 刘継林：中医食療学，山東科学技術出版社
21) 雷載权：中薬学，上海科学技術出版社，1995
22) 雷載权ほか：中華臨床中薬学，人民衛生出版社，1998
23) 江藤新医学院編著：中薬大辞典，上海科学技術出版社，1985
24) 沈麿法：実用中医大全，上海古籍出版社，1992
25) （精選本）：中薬本草，上海科学技術出版社，1998
26) 唐代・孟詵：食療本草，人民衛生出版社，1984
27) 明・李時珍：本草綱目，人民衛生出版社，1981
28) 孟戻軒ほか：食物養生200題，金盾出版社，1989
29) 平馬直樹監修：中医学の基礎，東洋学術出版社，1995
30) 創医会学術部主編：漢方用語大辞典，燎原，1984
31) 楠喜久枝ほか：基礎と応用の調理学実習，講談社サイエンティフィク，1995
32) 山崎郁子：中医栄養学，第一出版，1997
33) 伍鋭敏ほか（編著）：薬膳，東京書籍，1993

❖ 基本用語の解説 ❖

基本用語	日本語読み	意　　　味
痿　軟	いなん	舌が軟弱で力がなく，滑らかに動かせないこと
営　衛	えいえい	営気（脈管中を運行する精気で水穀より生じる）と衛気（脈管外を運行する陽気で水穀の気から生じる）
悪　風	おふう	さむけ
温　煦	おんく	温めること
開　竅	かいきょう	口・鼻などにあなが開通すること
咳　嗽	がいそう	咳，痰
干	かん	「乾」と同じ
干　嘔	かんおう	声だけで物を吐き出さない嘔吐
脘　腹	かんふく	腹部
肌　膚	きふ	皮膚
拒　按	きょあん	疼痛部を圧して痛みが増加するもの
胸　悶	きょうもん	胸腹部の膨満感
虚実錯雑証	きょじつさくざつしょう	虚と実が混在していること
祛　邪	きょじゃ	邪気を取りさること
厥　冷	けつれい	四肢末端が冷えること
孔　竅	こうきょう	津液がでる孔
厚　膩	こうじ	ねっとりと厚みがあること
骨　蒸	こつじょう	発熱の状態が骨髄から発している感じであること
自　汗	じかん	暑さや身体活動などによらず，しきりに汗がでること
衄　血	じくけつ	鼻出血
滋　潤	じじゅん	燥証の改善
膩　腐	じふ	舌の表面がねっとりしていたり，おからがつもったような状態
粛　降	しゅくこう	降下作用
濡　養	じゅよう	栄養豊かな津液があること
潤　燥	じゅんそう	舌の潤いのこと
上　逆	じょうぎゃく	気が下部より上部に上がり不快を感じること
上　衝	じょうしょう	上につきあげること
消　導	しょうどう	食滞を除き，脾胃の運化機能を回復させる方法
少　腹	しょうふく	腹部臍下の部分

基本用語	日本語読み	意味
小便不利	しょうべんふり	小便の量が減少して，排出困難なこと
食 滞	しょくたい	食物が胃，腸管などに停滞している状態
振 顫	しんせん	ふるえること
心 煩	しんはん	心中が不安や胸の熱により苦しく感じること
水穀の精微	すいこくのせいび	飲食物を消化吸収して得られる最も純粋で質のすぐれた成分
水 停	すいてい	水液が停留すること
水 道	すいどう	体内をめぐる水の経路
生 剋	せいこく	五行の相生と相剋のこと
清 粛	せいしゅく	正常に下降させること
舌 絳	ぜつこう	舌の色が深紅色のこと
顫 動	せんどう	舌が震えてとまらないこと
宣 発	せんぱつ	広く発散し行きわたらせること
疏 泄	そせつ	通じて発散させること
濁 気	だくき	汚濁の気で呼気などをさす
多 夢	たむ	眠ると夢をみて悩まされること
痰 飲	たんいん	体内の過剰の水液がある部位に停留して発生する疾病
潮 熱	ちょうねつ	体温が潮の満ち引きのように一定時刻に上昇すること
通 調	つうちょう	調整しながら通すこと
痞 え	つかえ	ふさがって苦しいこと
盗 汗	とうかん	寝汗。寝ると汗が出て，起きると汗が止まるもの
呑 酸	どんさん	酸っぱい水が胃からのどもとまで上がってきて，再び下がること
軟 堅	なんけん	堅いものを軟らかくする方法
煩 燥	はんそう	胸中の熱と不安のことを煩，手足をばたつかせることを燥という。煩によって燥をもたらされる
胖 大	はんだい	太って大きいこと
皮 毛	ひもう	体表の皮膚と皮膚上のこまかい毛
紊 乱	びんらん	乱れること
腐 熟	ふじゅく	消化
扶 正	ふせい	正気を扶助する薬を用いて，正気をさらに強くさせて病因を取り除くこと
夢 精	むせい	夢をみて精液をもらすこと
輸 布	ゆふ	注ぎ行きわたらせること
歪 斜	わいしゃ	舌を伸ばしたとき，左右一方にゆがむもの

【著者略歴】

徳井　教孝（とくい　のりたか）　医学博士，医師

略　歴	1984 年	九州大学医学部医学科卒業
	1988 年	産業医科大学大学院修了
	1988 年	産業医科大学医療技術短期大学講師を経て，
	2011 年	産業医科大学産業生態科学研究所特任教授
	2017 年より	中村学園大学薬膳科学研究所所長
	2000 年	経済産業省産学官連携コーディネーター
	2006 年より	上海中医薬大学客員教授

専門分野　予防医学，疫学，薬膳学

三成　由美（みなり　よしみ）　栄養学博士，管理栄養士，中医栄養士

略　歴	1975 年	中村学園大学家政学部食物栄養学科卒業
	1975 年	中村学園大学家政学部食物栄養学科助手を経て，
	2002 年	中村学園大学栄養科学部教授
	2021 年より	中村学園大学学長補佐・特任教授
	1995 年	上海中医薬大学　在外研究生 1 年
	1999 年	上海中医薬大学客員副教授
	2007 年より	上海中医薬大学客員教授
	2000 年	経済産業省産学官連携コーディネーター

専門分野　食事設計と調理，栄養教育論，学校栄養教育論，中医学を基本とした薬膳

張　再良（ちょう　さいりょう）　医学碩士，医学博士，中医師

略　歴	1975 年	上海中医学院（現上海中医薬大学医学部）卒業
	1975 年	上海中医学院中医基礎理論教研室主任を経て，
	1998 年より	上海中医薬大学基礎医学学院教授

専門分野　中医基礎理論，中医古典的教学の研究，金匱要略全国教材副主編

郭　忻（かく　きん）　医学碩士，中医師

略　歴	1975 年	上海中医学院（現上海中医薬大学医学部）卒業
	1975 年	上海中医薬大学中薬学院中薬教研室助手・講師を経て，
	1998 年より	上海中医薬大学中薬学院中薬教研室主任・教授

専門分野　中薬学

薬膳と中医学

2003年（平成15年）9月15日　初版発行
2022年（令和4年）9月5日　第7刷発行

著者代表　德　井　教　孝
発行者　筑　紫　和　男
発行所　株式会社 建帛社 KENPAKUSHA

〒112-0011　東京都文京区千石4丁目2番15号
TEL(03) 3944-2611
FAX(03) 3946-4377
https://www.kenpakusha.co.jp/

ISBN 978-4-7679-6099-9 C3047　　壮光舎印刷／愛千製本所
©德井教孝ほか，2003.　　　　　　　　Printed in Japan
（定価はカバーに表示してあります）

本書の複製権・翻訳権・上映権・公衆送信権等は株式会社建帛社が保有します。
JCOPY〈出版者著作権管理機構　委託出版物〉
本書の無断複製は著作権法上での例外を除き禁じられています。複製される
場合は，そのつど事前に，出版者著作権管理機構（TEL 03-5244-5088，
FAX 03-5244-5089，e-mail：info@jcopy.or.jp）の許諾を得て下さい。